1x1 der Therapie

T0175299

EBOOK INSIDE

Die Zugangsinformationen zum eBook Inside finden
Sie am Ende des Buchs.

Weitere Bände in der Reihe ▶ http://www.springer.com/ series/5477

Uwe Frank

Antibiotika in der Praxis 2019 – 2020

mit Hygieneratschlägen

10., vollständig überarbeitete und aktualisierte Auflage

Begründet von F. Daschner

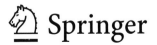 Springer

Uwe Frank
Department für Infektiologie, Universitätklinikum Heidelberg
Krankenhaus- und Umwelthygiene, Heidelberg, Deutschland

ISSN 2627-2105   ISSN 2627-2113   (electronic)
1x1 der Therapie
ISBN 978-3-642-25626-4   ISBN 978-3-642-25627-1   (eBook)
https://doi.org/10.1007/978-3-642-25627-1

Die Deutsche Nationalbibliothek verzeichnet diese Publikation in der Deutschen Nationalbibliografie; detaillierte bibliografische Daten sind im Internet über http://dnb.d-nb.de abrufbar.

Fotonachweis Umschlag: stock.adobe.com, © chagpg, ID: 142473720

Springer ist ein Imprint der eingetragenen Gesellschaft Springer-Verlag GmbH, DE und ist ein Teil von Springer Nature
Die Anschrift der Gesellschaft ist: Heidelberger Platz 3, 14197 Berlin, Germany

Vorwort zur 10. vollständig überarbeiteten Auflage

Sehr geehrte Frau Kollegin,

Sehr geehrter Herr Kollege,

Veränderungen in der Antibiotikatherapie werden gleichzeitig mit dem Auftreten neuer Krankheitserreger und Antibiotikaresistenzen erforderlich. Diese Entwicklungen sind so rasant, dass kein Lehrbuch der Klinischen Mikrobiologie, Infektiologie oder Pharmakologie damit Schritt halten kann. Wir Ärzte sind heutzutage auf medizinische Literatur zur Verschreibung von Antibiotika angewiesen, aber präzise und hilfreiche Informationen für die patientengerechte Therapieplanung sind oft schwierig zu erhalten.

Die erste Auflage des von Herrn Prof. Franz Daschner begründeten Kitteltaschenbuches „Antibiotika in der Praxis" erschien in Deutschland 1992. Die Zielsetzung dieses Buches war die Unterstützung von Fachärzten, Hausärzten, Pharmazeuten, Medizinstudenten und medizinischem Fachpersonal durch ein präzises Nachschlagewerk für Antibiotika mit Auflistung der verfügbaren Präparate, antimikrobiellem Spektrum, gebräuchlichen Dosierungen und Therapieempfehlungen, Gegenanzeigen und in speziellen Fällen auch pharmakologischen Daten. Das Büchlein wurde regelmäßig aktualisiert und in seiner Struktur den Anforderungen der Benutzer angepasst. In der 6. und 7. Auflage habe ich bereits als Koautor mitgewirkt und nach der Emeritierung von Franz Daschner die nachfolgenden Auflagen herausgegeben. Ich bin überzeugt, dass dieses Handbuch der Antibiotikatherapie in seiner Genauigkeit und Prägnanz Einmaligkeit besitzt.

Aufgrund der Beliebtheit des Kitteltaschenbuches unter Ärzten und Pharmazeuten, nicht nur in Deutschland, Österreich und der Schweiz, habe ich mich entschlossen, die vorliegende 10. Auflage herauszugeben. Das praktische Taschenformat des Büchleins war sehr erfolgreich und hat mich überzeugt, dieses Design beizubehalten, so dass das Antibiotikabüchlein in jede Kitteltasche passt und in der Praxis jederzeit rasch greifbar ist.

Der Aufbau des Taschenbuches ist auf den täglichen Gebrauch ausgelegt. Ich habe mich bemüht, die meisten in Deutschland gebräuchlichen Präparate-Handelsnamen zu berücksichtigen. Das Taschenbuch soll keine offizielle Therapieanleitung darstellen. Bei Abweichungen zwischen den Empfehlungen im Kitteltaschenbuch, den Informationen der Beipackzettel und/oder Richtlinien von Fachgesellschaften, bitte ich den Leser sich offizielle und ausführliche Informationen seitens des Arzneimittelherstellers zu besorgen.

Wenn Sie mir Anregungen oder Änderungswünsche zu den Empfehlungen in diesem Kitteltaschenbuch mitteilen möchten, bitte ich Sie, mir an folgende Adresse zu schreiben:

frank@bzh-freiburg.de

Ich bitte Sie höflich, mich auch weiterhin zu informieren, wenn ein bestimmtes Antibiotikum oder ein bestimmter Krankheitserreger nicht im Buch enthalten ist.

Ich freue mich, von Ihnen zu hören!

Mit freundlichen kollegialen Grüßen

Ihr
Uwe Frank
Heidelberg,
im Januar 2019

Vorwort

Sehr verehrte Frau Kollegin,

sehr geehrter Herr Kollege,

nur noch wenig Ärzte sind heute in der Lage, dem Fortschritt bei Antibiotika zu folgen. Bei manchen Substanzklassen, z. B. den Cephalosporinen, wird selbst die Lernfähigkeit von Spezialisten strapaziert. Seit der Erstauflage 1982, die ca. 55 000 Ärzte erreicht hat, sind zahlreiche Substanzen auf den Markt gekommen, so daß diese Neuauflage notwendig wurde. Sie ist in Form und Umfang weiterhin so gewählt, daß das Büchlein auch in Ihre Kitteltasche paßt.

Ich bitte Sie auch diesmal wieder, mir Ihre Anregungen und Änderungswünsche mitzuteilen, denn nur durch den ständigen Erfahrungsaustausch zwischen Spezialisten, Klinikern und Praktikern können patientengerechte Therapieempfehlungen gegeben werden.

Mit freundlichen kollegialen Grüßen

Franz Daschner
Freiburg,
Januar 1984

Danksagung

Viele Kolleginnen und Kollegen haben uns sehr wichtige Hinweise gegeben, Verbesserungsvorschläge unterbreitet und uns vor allem auf Fehler aufmerksam gemacht. Ihnen danken wir aufrichtig. Ganz herzlicher Dank gilt Frau Dr. med. V. Eichel und Herrn E. Volk, die mir bei dieser Neuauflage große Dienste geleistet haben.

Inhaltsverzeichnis

Über den Autor

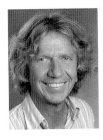

Prof. Dr. med. Uwe Frank

1986–1990 Wissenschaftlicher Assistent an der Klinikhygiene, Universitätskliniken Freiburg; 1991 Fellow, Division of Infectious Diseases, Clinical Microbiology Laboratories, San Francisco General Hospital, University of California, San Francisco, USA; 1992 Fellow, Division of Infectious Diseases, The Medical Service, San Francisco General Hospital, University of California, San Francisco, USA; 1993–1998 Oberarzt am Institut für Umweltmedizin und Krankenhaushygiene, Universitätsklinikum Freiburg; Leitender Oberarzt, Facharzt für Mikrobiologie und Infektionsepidemiologie; Habilitation im Fach „Klinische Mikrobiologie", Anerkennung als „Infektiologe" (DGI); 2006–2007 Kommissarischer Direktor des Instituts für Umweltmedizin und Krankenhaushygiene, Universitätsklinikum Freiburg; Koordinator europäischer Projekte zu Kosten der Antibiotikaresistenz („BURDEN") und zur Verbesserung im Infektionsmanagement („IMPLEMENT"). Seit 2012 ärztlicher Leiter der Krankenhaus- und Umwelthygiene am Universitätsklinikum Heidelberg. Seit 2018 Kooperationspartner des deutschen Beratungszentrums für Hygiene (BZH).

Der Begründer

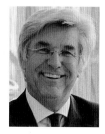

Prof. Dr. med. Franz Daschner

1940 in Regensburg geboren, Musikgymnasium in Regensburg, Studium der Medizin in München, Staatsexamen 1965, Promotion 1966, 1967 bis 1969 Universitäts-Kinderklinik München, Abteilung für antimikrobielle Therapie, 1968 amerikanisches Staatsexamen, 1969 bis 1970 Infectious Disease Fellowship am Massachusetts General Hospital, Harvard-Medical School und Cedars Sinai Medical Center, University of California, Los Angeles. 1970 bis 1976 wiederum Universitäts-Kinderklinik München. 1975 Habilitation für Pädiatrie über Harnweginfektionen bei Kindern, seit 1976 Leiter der Klinikhygiene am Universitätsklinikum Freiburg. Facharzt für Kinderheilkunde, Laboratoriumsmedizin, Hygiene und Umweltmedizin, Medizinische Mikrobiologie und Infektions epidemiologie. Seit 1992 Direktor des Instituts für Umwelt medizin und Krankenhaushygiene der Universität Freiburg. 1998 Sonderpreis „Ökomanager des Jahres", 2000 Deutscher Umweltpreis, 2002 Bundesverdienstkreuz. 2006 emeritiert.

Leitsätze der Antibiotikatherapie

(► Kap. 2)

1. **Strenge Indikationsstellung:** Ein Antibiotikum ist kein Antipyretikum!

2. **Rationale und gezielte Therapie:** Vor jeder Antibiotikatherapie Versuch einer Erregerisolierung!

3. **Richtige Wahl des Antibiotikums:** Substanzen mit möglichst schmalem Spektrum bevorzugen. Nebenwirkungen und mögliche Interaktionen mit anderen Medikamenten beachten. Umstellen von intravenöser auf orale Therapie erwägen. Kosten berücksichtigen.

4. **Dosierung überprüfen:** Ausreichend hohe Dosierung. Dosisanpassung bei eingeschränkter Nierenfunktion (► Kap. 16).

   ▬ **Berechnung der Kreatininclearance (=GFR):** Ein 24-h-Urin zur Berechnung der Kreatininclearance steht selten zur Verfügung und ist zur Dosisanpassung von Antibiotika auch meist entbehrlich. Unverzichtbar bei Patienten über 60 Jahre oder bei Kreatinin >1 mg/dl oder bei Gewicht unter 60 kg ist die Schätzung der GFR mit Hilfe des stabilen Serumkreatinin [mg/dl].

   ▬ **Umrechnungsformel nach** *COCKROFT & GAULT:*

$$\text{Kreatinin - Clearance} = \frac{140 - \text{Alter}}{\text{Serumkreatinin}} \times \frac{\text{KG}}{72} \, (\times 0{,}85 \text{ bei Frauen})$$

5. **Spiegelbestimmungen bei Antibiotika mit geringer therapeutischer Breite** (z. B. Aminoglykoside, Vancomycin)

6. **Kontraindikationen beachten:** Vor Antibiotikagabe Allergien ausschließen!

7. **Therapiedauer beachten:** Bis 3–5 Tage nach Entfieberung. Therapiedauer ≥7–10 Tage nur begründet
   (▶ Kap. 13).

8. **Ursachen für Nicht-Ansprechen der Antibiotikathera-
   pie** (▶ Kap. 14):
   - Falsches Antibiotikum?
   - Falscher Erreger? Pilze? Viren?
   - Substanz erreicht Infektionsort nicht? Abszess?
   - Fremdkörper (Venenkatheter, Blasenkatheter)?
   - Abwehrdefekt?
   - Drug Fever?

9. **Die meisten Lokalantibiotika können durch Antiseptika ersetzt werden.**

Generika – Handelsnamen

© Springer-Verlag Berlin Heidelberg 2019
U. Frank, *Antibiotika in der Praxis 2019 – 2020,* 1x1 der Therapie,
https://doi.org/10.1007/978-3-642-25627-1_1

Generika	Handelsnamen (Auswahl)	Seite
Amoxicillin	Amoxi-saar	38
Amoxicillin/Clavulansäure	Augmentan, Amoxi-saar	39
Ampicillin	Ampicillin-ratiopharm	
Ampicillin/Sulbactam	Unacid	42
Azithromycin	Zithromax, Ultreon	44
Benzathin-Penicillin G	Tardocillin 1200	45
Cefaclor	Infectocef	46
Cefadroxil	Grüncef	47
Cefalexin	Cephalexin-ratiopharm	48
Cefixim	Infectoopticef	49
Cefotaxim	Claforan	50
Cefpodoximproxetil	Orelox, Podomexef	51
Ceftriaxon	Rocephin, Ceftriaxon-saar	53
Cefuroximaxetil	Elobact, Cefuroxim-saar	55
Ciprofloxacin	Ciprobay	56
Clarithromycin	Inresa	57
Clindamycin	Sobelin, Clinda-saar, Clindasol	59
Cotrimoxazol (TMP/SMZ)	Eusaprim	60
Doxycyclin	Doxyhexal	63
Erythromycin	Erythrocin	65

Generika	Handelsnamen (Auswahl)	Seite
Ethambutol	EMB-Fatol	66
Flucloxacillin	Flucloxacillin altamedics, FLUCLOX Stragen	67
Fluconazol	Diflucan, Flunazul, Fungata	69
Fosfomycin	Monuril 3000, Fosfuro, Infectofos	70
Isoniazid (INH)	Isozid	71
Itraconazol	Sempera	72
Levofloxacin	Tavanic	73
Linezolid	Zyvoxid	74
Metronidazol	Arilin, Metronidazol Drosapharm	76
Minocyclin	Minocyclin-ratiopharm	78
Moxifloxacin	Avalox	79
Mupirocin	Turixin	149
Nitrofurantoin	Furadantin, Nitrofurantin	80
Nitroxolin	Nilox, Nitroxolin forte	112
Nystatin	Moronal	81
Penicillin V	Isocillin	83
Pivmecillinam	Pivmelam, X-Systo	115
Protionamid	Peteha	84

Generika	Handelsnamen (Auswahl)	Seite
Pyrazinamid	Pyrafat, Pyrazinamid Jenapharm	85
Rifabutin	Mycobutin	86
Rifampicin	Eremfat	87
Roxithromycin	Rulid	88
Streptomycin	Strepto-Fatol	89
Sultamicillin	Unacid PD oral	43
Tetracyclin	Tetracyclin Wolff	92
	Tygazil	
Trimethoprim	Infectotrimet	95
	VFEND	

Handelsnamen – Generika

Handelsnamen (Auswahl)	Generika	Seite
Amoxypen	Amoxicillin	38
Ampicillin	Ampicillin	41
Augmentan	Amoxicillin/Clavulansäure	39
Avalox	Moxifloxacin	79
Cephoral	Cefixim	49
Ciprobay	Ciprofloxacin	56
Claforan	Cefotaxim	50
Clont	Metronidazol	76

Handelsnamen (Auswahl)	Generika	Seite
Diflucan	Fluconazol	69
Doxyhexal	Doxycyclin	63
Ektebin	Protionamid	84
Elobact	Cefuroximaxetil	55
EMB-Fatol	Ethambutol	66
Eremfat	Rifampicin	87
Erythrocin	Erythromycin	65
Eusaprim	Cotrimoxazol (TMP/SMZ)	60
Flagyl	Metronidazol	76
Fungata	Fluconazol	69
Furadantin	Nitrofurantoin	80
Grüncef	Cefadroxil	47
Infectotrimet	Trimethoprim	95
Isocillin	Penicillin V	83
Isozid	Isoniazid (INH)	71
Klacid	Clarithromycin	57
Megacillin oral	Penicillin V	83
Minocyclin	Minocyclin	78
Monuril 3000	Fosfomycin	70
Moronal	Nystatin	81
Myambutol	Ethambutol	66
Mycobutin	Rifabutin	86

Handelsnamen (Auswahl)	Generika	Seite
Nilox, Nitroxolin forte	Nitroxolin	
Orelox	Cefpodoximproxetil	51
Paediathrocin	Erythromycin	65
Panoral	Cefaclor	46
Peteha	Protionamid	84
Pivmelam, X-Systo	Pivmecillinam	
Podomexef	Cefpodoximproxetil	51
Pyrafat	Pyrazinamid	85
Pyrazinamid	Pyrazinamid	85
Rifa	Rifampicin	87
Rocephin	Ceftriaxon	53
Roxigrün	Roxithromycin	88
Rulid	Roxithromycin	88
Sempera	Itraconazol	72
Sobelin	Clindamycin	59
Staphylex	Flucloxacillin	67
Strepto-Fatol	Streptomycin	89
Tardocillin 1200	Benzathin-Penicillin G	45
Tavanic	Levofloxacin	73
Tebesium	Isoniazid (INH)	71
Tetracyclin	Tetracyclin	92

Handelsnamen (Auswahl)	Generika	Seite
Turixin	Mupirocin	149
Unacid	Ampicillin/Sulbactam	42
Unacid PD oral	Sultamicillin	43
Zinnat	Cefuroximaxetil	55
Zithromax	Azithromycin	44
Zyvoxid	Linezolid	74

Leitsätze der Antibiotikatherapie

© Springer-Verlag Berlin Heidelberg 2019
U. Frank, *Antibiotika in der Praxis 2019 – 2020,* 1x1 der Therapie,
https://doi.org/10.1007/978-3-642-25627-1_2

- Ein Antibiotikum ist kein Antipyretikum. Fieber allein ist keine Indikation für Antibiotikagabe.
- Vor jeder Antibiotikatherapie Versuch einer Erregerisolierung.
- Wenn Antibiotikatherapie in 3–4 Tagen nicht anspricht, vor allem an Folgendes denken: Falsche Wahl der Substanz, Substanz erreicht Infektionsort nicht, falscher Erreger (Viren!, Pilze!), Abszess, Abwehrdefekt des Patienten, Drug-Fieber, Venenkatheter, Blasenkatheter, anderer Fremdkörper.
- Wenn Antibiotikatherapie unnötig, dann sofort absetzen. Je länger Antibiotika gegeben werden, umso größer ist die Gefahr der Selektion resistenter Keime, von Nebenwirkungen und Toxizität.
- Die meisten Lokalantibiotika können durch Antiseptika ersetzt werden (▶ Kap. 14).
- Bei jedem unklaren Fieber **müssen** Blutkulturen entnommen werden. Ein negatives Ergebnis ist genauso wichtig wie ein positives, dann liegt mit großer Wahrscheinlichkeit eben keine Sepsis vor. Hinweise zur Blutkulturdiagnostik (▶ Kap. 3, S. 13.)
- Die Angabe „empfindlich" im Antibiogramm heißt nicht, dass die Substanz auch wirksam sein muss. Bis zu 20 % falsch-positive oder falsch-negative Ergebnisse (methodische Gründe). In vielen bakteriologischen Labors werden keine standardisierten Methoden angewendet.
- Richtige Probenentnahme und Transport (Transportmedien bei Rachenabstrichen, Wundabstrichen etc.) sind Voraussetzung für richtige Diagnostik und somit für die richtige Antibiotikatherapie (▶ Kap. 3).
- Ein mikroskopisches Präparat (Eiter, Liquor, Urin etc.) gibt oft schon 1–3 Tage vor dem endgültigen bakteriologischen Befund außerordentlich wertvolle Hinweise auf die Erregerätiologie.

- Antibiotika werden häufig zu lange gegeben. Bei den meisten Erkrankungen genügen 3–5 Tage nach Entfieberung. Antibiotika nicht zu häufig umsetzen! Auch die beste Antibiotika-Kombination erzielt Entfieberung meist erst in 2–3 Tagen.
- Bleiben Sie bei den Antibiotika, mit denen Sie gute klinische Erfahrungen gemacht haben. Die neuesten, oft teuersten Substanzen haben Vorteile meist nur bei wenigen Spezialindikationen und sind häufig gegen klassische Infektionserreger weniger wirksam (z. B. ältere Chinolone gegen Pneumokokken und Streptokokken!). Lassen Sie sich auch durch den eloquentesten Außendienstmitarbeiter und aufwändige Hochglanzprospekte nicht von Ihrer persönlichen guten klinischen oder praktischen Erfahrung mit Standard-Antibiotika (z. B. Penicillin, Cotrimoxazol, Erythromycin, Tetrazykline) abbringen.
- Vor Beginn einer Antibiotikatherapie Allergien ausschließen! Viele anamnestische sog. Penicillin-Allergien sind allerdings keine Allergien, also im Zweifelsfall unbedingt testen.
- Wechselwirkungen mit anderen, gleichzeitig verabreichten Medikamenten beachten.
- Für eine adäquate Antibiotikatherapie müssen auch die Verhältnisse am Ort der Infektion beachtet werden, z. B. saurer pH oder anaerobes Milieu (z. B. Abszesse). Aminoglykoside wirken beispielsweise nicht bei saurem pH oder unter anaeroben Bedingungen.

Mikrobiologische Diagnostik Probenentnahme, Probentransport

© Springer-Verlag Berlin Heidelberg 2019
U. Frank, *Antibiotika in der Praxis 2019 – 2020,* 1x1 der Therapie,
https://doi.org/10.1007/978-3-642-25627-1_3

3.1 **Blutkulturen**

— Bei lebensbedrohlichen Infektionen und stets bei länger dauerndem unklarem Fieber. Nicht auf den Fieberanstieg warten! Pro BK-Diagnostik mindestens 30 ml von 2 verschiedenen Stellen abnehmen. Dabei optimales Verhältnis von Blut zu Nährmedien beachten (Herstellerangaben; meist 10 ± 2 ml pro Flasche).

— Bei V. a. systemische und/oder lokale Infektionen (Sepsis, Meningitis, Osteomyelitis, Pneumonie, postoperative Infekte u. a.) oder Fieber unklarer Genese: 1 BK (aerob und anaerob) aus der 1. Vene, 1 BK (aerob und anaerob) aus der 2. Vene.

— Bei V. a. bakterielle Endokarditis: 3 BK (jeweils aerob und anaerob) aus 3 verschiedenen Venen (innerhalb von 3 h).

— Bei Verdacht auf Sepsis bei Neugeborenen, Frühgeborenen und Säuglingen: Hier genügt meist die Entnahme von je 1–5 ml Blut an 2 verschiedenen Körperstellen; wenn möglich mehr Blut entnehmen. Gleichzeitig Lumbalpunktion.

Wichtig

— Hautdesinfektion vorzugsweise mit alkohol- oder jodhaltigen Desinfektionsmitteln.

— „Sprühdesinfektion" allein genügt nicht! Die Haut muss mehrmals unter Verwendung eines sterilen Tupfers mit Desinfektionsmittel abgerieben werden.

— Einwirkungszeit des Desinfektionsmittels: mindestens 30 s.

— Bei Blutabnahme von verschiedenen Körperstellen stets Nadel wechseln.

— Verhältnis Blut zu Kulturmedium: Herstellerangaben beachten!

— Anaerobe Kulturen i. d. R. nicht belüften (Herstellerangaben beachten!).

— Vor Einstechen in Blutkulturflasche Gummistopfen mit alkohol- oder jodhaltigen Desinfektionsmitteln mindestens 30 s desinfizieren.

— Blut möglichst nie aus Venenkathetern abziehen.

Sofortiger Transport zum Labor. Gegen Abkühlung schützen (Thermobehälter). Ist der Transport nicht sofort möglich, Blutkulturflaschen bei Zimmertemperatur lagern.

3.2 Rachen-, Nasenabstrich

Mit sterilem Tupfer (mit steriler physiologischer Kochsalzlösung angefeuchtet) Abstrich von entzündeten Stellen entnehmen. Berührung mit der umgebenden Schleimhaut vermeiden. Membranen von der Unterlage abheben und Abstrich von der Unterseite entnehmen. Zur Vermeidung der Austrocknung bei längerer Transport- bzw. Lagerzeit (>4 h) Abstrichtupfer unbedingt in Transportmedium geben. Lokale Maßnahmen (Gurgeln, Mundspülung) sollten etwa 6 h vor Materialentnahme zurückliegen.

3.3 Ohr- und Augenabstrich

■■ **Gehörgangsabstrich**
Den sterilen Tupfer vorher anfeuchten und unter Sicht (Otoskop) von geröteten oder sekretbedeckten Bereichen Material entnehmen.

■■ **Mittelohrsekret**
Unter Sicht Abstrichmaterial vom Tubenausgang im Nasopharynx entnehmen. Wegen der geringen Übereinstimmung solcher Kulturergebnisse mit denen von Proben aus dem entzündeten Mittelohr ist hierbei eine kritische Bewertung der Ergebnisse erforderlich.

■ ■ **Augenabstrich**

Materialgewinnung durch einen vorher angefeuchteten sterilen Tupfer.

Alle Abstriche sollen möglichst schnell in sterilen Röhrchen zum Labor geschickt werden. Bei längerem Transport (>2 h) empfiehlt sich das Einbringen dieser Materialien in Transportmedien.

Die Untersuchungsergebnisse sind bei Augenabstrichen wegen der geringen Materialmenge oft nicht befriedigend.

Bei Suche nach Chlamydien vorherige Rücksprache mit dem Labor wegen Abnahme- und Transportbedingungen.

3.4 Sputum

Am besten geeignet ist Morgensputum, dessen Gewinnung nach sorgfältiger Mundreinigung mit Wasser erfolgen soll (keine Desinfektionsmittel verwenden).

Das Sekret (>1 ml) in sterilem Röhrchen möglichst gleich ins Labor transportieren. Wenn nötig, Lagerung bei 4 °C, jedoch nicht länger als 24 h. Ungekühlter längerer Transport verfälscht die Ergebnisse erheblich.

Bei fehlendem spontanen Auswurf Expektoration durch Kochsalz oder Mucolyticum fördern. Das Sputum sollte unbedingt Eiterflocken enthalten.

3.5 Urin

3.5.1 Mittelstrahlurin

a) Frauen
   Erst 2 aufeinander folgende Mittelstrahlurinproben mit mehr als 10^5 Bakterien derselben Spezies/ml zeigen mit 95 %iger Wahrscheinlichkeit eine sichere Bakteriurie

an. Bei 3 aufeinander folgenden Proben mit demselben Ergebnis steigt die Wahrscheinlichkeit auf 100 %. Eine einzige Urinprobe mit mehr als 10^5 Bakterien/ml Mittelstrahlurin gibt lediglich eine 80 %ige Sicherheit. Bei jungen Frauen und Mädchen ist schon eine Keimzahl von 10^3/ml Mittelstrahlurin in Monokultur vor allem bei klinischen Symptomen stark hinweisend auf eine Infektion.

b) Männer

Eine einzige, sauber gewonnene Urinprobe mit mehr als 10^5/ml zeigt eine sichere Infektion an.

3.5.2 Blasenpunktionsurin

Jede Keimzahl gilt als pathologisch.

3.5.3 Katheterurin

(Wenn möglich aus frisch gelegtem Katheter.) Keimzahlen über 10^3/ml zeigen meist eine Infektion an. Die Einsendung einer Blasenkatheterspitze ist Verschwendung von Zeit und Geld!

3.5.4 Uringewinnung (Mittelstrahlurin)

Wichtig   Wenn möglich, Morgenurin. Bei Patienten mit erhöhter Diurese können niedrigere Keimzahlen eine Infektion anzeigen.

Instruktionen für Patienten

- Unterwäsche ausziehen
- Händewaschen mit Seife und Wasser, Abtrocknen mit Papierhandtuch
- Frauen: Labien spreizen
- Männer: Vorhaut zurückziehen

- Mit 2 in Seife getränkten Kompressen nacheinander Glans reinigen bzw. Vulva 2-mal von vorne nach hinten reinigen. Gebrauchte Kompressen kein zweites Mal verwenden. Anschließend mit 3 Kompressen (nacheinander zu benützen) Seife wieder abwaschen. Dann Mittelstrahlurin gewinnen. Erste 20–25 ml in die Toilette, Mittelstrahlurin in ein Auffanggefäß mit weitem Hals.
- Urin nicht von zu Hause mitbringen, sondern in der Praxis ablassen, damit sofortige Kühlung bis zum gekühlten Transport ins bakteriologische Labor möglich ist.

Wichtig Urin muss unmittelbar nach Abnahme in das bakteriologische Labor gebracht werden; ist dies nicht möglich, muss der Urin unmittelbar nach Abnahme in einen Kühlschrank bei max. 6 °C, Keimzahlen im Urin bleiben max. 12 h bei Kühlung auf 4–6 °C konstant. Alternativ Objektträgerkulturen versenden.

3.6 Genitalsekrete

Die Harnröhrenöffnung mit Wasser und Seife reinigen, mit sterilem Tupfer abtrocknen und Urethral- oder Prostatasekret mit Abstrichtupfer aufnehmen. Zervixsekret bzw. Abstrich mit Tupfer unter Sicht (mittels eines Spekulums) entnehmen.

Abstrich in Transportmedium eingeben und gleich ins Labor transportieren.

Urethralsekret am besten morgens vor dem Wasserlassen oder mindestens 1 h nach dem Wasserlassen entnehmen. Zum Nachweis von Gonokokken unbedingt spezielles Transportmedium verwenden; bei langen Transportzeiten direkte Überimpfung des Materials auf Spezialnährböden. Nachweis von Trichomonaden gleich nach der Materialentnahme im Nativpräparat. Zum Nachweis von Mykoplasmen und Chlamydien das Material in geeignete Transportmedien einbringen und bei +4 °C nicht länger als 24 h halten.

3.7 Stuhl

Stuhl in ein sauberes Gefäß (nicht in ein Toilettenbecken) ohne Urinbeimengung absetzen. Bohnengroße Portion aus dem mittleren Teil in ein Stuhlröhrchen übertragen. Bei dünnflüssigem Stuhl genügen 0,5–1 ml. In manchen Fällen (z. B. Ruhr) besser mit befeuchtetem Abstrichtupfer proximal des Sphincter ani Material entnehmen.

Am besten ist die sofortige Stuhluntersuchung (besonders bei Verdacht auf Ruhr). Nur bei Choleraverdacht Schleimflocken in Röhrchen mit alkalischem Peptonwasser als Transportmedium einsenden. Rektalabstrich in ein Transportmedium einbringen.

Bei Verdacht auf Lamblien oder Amöben Patienten zur Stuhlgewinnung ins Labor schicken (Untersuchung von 3 aufeinander folgenden Stuhlproben).

3.8 Wunden und Abszesse

■■ **Geschlossene Prozesse**
Punktion und Aspiration mit einer Spritze unter aseptischen Bedingungen (möglichst vor Inzision).

Transport ohne Verzögerung entweder in der Entnahmespritze oder Übertragung des Materials in Transportmedium (z. B. Port-A-Cul®).

■■ **Offene Wunden**
Nach der Reinigung der Wundoberfläche oder Fistelöffnung Material vom Wundboden entnehmen. Eiter nach Möglichkeit mit Spritze aufsaugen.

Abstrichtupfer in Transportmedium (Port-A-Cul®), Sekret oder Eiter in sterilen Röhrchen transportieren.

3.9 **Probentransport**

Material möglichst rasch ins Labor bringen
- Materialentnahme vor Beginn der Antibiotikatherapie
- Ist ein sofortiger Transport ins Labor nicht möglich, dann gelten folgende Lagerungsbedingungen:
  - a) Raumtemperatur max. 2–3 h (empfindliche Keimarten können bei 4 °C absterben):
    - Blutkulturen
    - Aspirate/Punktate von normalerweise sterilen Körperflüssigkeiten
    - Liquor (Liquor für virologische Untersuchungen muss dagegen gekühlt transportiert werden).
    - Eiter, (Wund-)Sekrete
    - Biopsate/Gewebeproben in 0,9 % NaCl-Lsg.
    - Abstrichtupfer und Katheterspitzen in Transportmedium
  - b) Kühlschrank bei 4 °C max. 12–24 h:
    - Untersuchungsgut mit Begleitflora (z. B. Sputum, Bronchialsekret, Stuhl)
    - Untersuchungsgut, bei dem die Keimzahl von Bedeutung ist (z. B. Urin, BAL)
    - Serum für serologische Untersuchungen (möglichst kein Vollblut)

Zusammenarbeit mit Laborärzten und Mikrobiologen

© Springer-Verlag Berlin Heidelberg 2019
U. Frank, *Antibiotika in der Praxis 2019 – 2020,* 1x1 der Therapie,
https://doi.org/10.1007/978-3-642-25627-1_4

Die bakteriologischen Qualitätskontroll-Ringversuche der letzten Jahre von einigen hundert von tausenden mikrobiologischen Laboratorien in Deutschland haben ergeben, dass ca. 20 % der bakteriologischen Befunde entweder mangelhaft oder zum Teil völlig falsch waren. Es ist ein Gefälle zwischen Universitätsinstituten, Laboratorien in großen Krankenhäusern und Medizinaluntersuchungsämtern einerseits und kleinen Laboratorien andererseits festzustellen. Teilweise lassen die Ergebnisse sogar auf eine echte „Hinterhof-Bakteriologie" schließen. Dabei werden beispielsweise gewöhnliche Escherichia coli mit Shigellen verwechselt, Meningokokken mit Gonokokken, sogar Pilze mit gram-positiven oder gram-negativen Bakterien, usw. Leider gibt es auch in der Labormedizin und Mikrobiologie schwarze Schafe, deren Bestreben es ist, möglichst viele mikrobiologische Untersuchungen mit möglichst vielen abrechenbaren Leistungen durchzuführen. In diesem Zusammenhang muss betont werden, dass es leider nicht wenige Diagnostik-Firmen gibt, die den Markt mit Einfachtests überschwemmen, die eine „Primitiv-Bakteriologie" fördern, so dass viele Ärzte glauben, wenn sie ihren Wochenendkurs gemacht haben oder ihre medizinisch-technische Assistentin zu einer einwöchigen Schulung geschickt haben, bakteriologische Diagnosen stellen zu können.

In ❏ Tab. 4.1 sind die wichtigsten Auswahlkriterien für eine Zusammenarbeit mit Laborärzten und Mikrobiologen, die für den niedergelassenen Arzt wichtig sind, zusammengefasst. Der Autor ist selbst Arzt für Medizinische Mikrobiologie und möchte daher seine Fachkollegen keineswegs schlecht machen. Gewarnt werden muss jedoch vor „Labor-Großfabriken", die mit Dumping-Preisen den sorgfältig und natürlich nicht so preisgünstig arbeitenden Laborarzt oder Mikrobiologen in der Nähe unterbieten, indem sie teilweise bakteriologisches Untersuchungsmaterial Dutzende oder gar Hunderte von Kilometern quer durchs Land transportieren lassen, obwohl das qualitativ bessere, aber unter Umständen geringfügig teurere Labor nur wenige Kilometer entfernt ist. Durch unsachgemäßen und

> **◻ Tab. 4.1**   Auswahlkriterien für Zusammenarbeit mit Mikrobiologen und Laborärzten
>
> – Primär Qualität, dann Kosten!
> – Möglichst kurze Transportzeiten, Abholdienst
> – Schriftliche Anleitung für die Prä-Analytik (Entnahme, Verpackung und Transport)
> – Samstag-, Sonntag-, Feiertagsdienst; Nachtservice bei Notfällen
> – Infektiologisch-geschulter ärztlicher Ansprechpartner
> – Telefonische Rückmeldung wichtiger Befunde
> – Regelmäßige Teilnahme an Qualitätskontroll-Ring-
> – versuchen zur Analytik
> – Interpretation der Infektionsrelevanz (z. B. Unterscheidung zwischen Kolonisierung und Infektion)
> – Keine überflüssigen Antibiogramme
> – Halbjährliche Analyse von Erregerspektren und Anti-biogrammen
> – Regelmäßige Fortbildungen (z. B. Antibiotika)

übermäßig langen Transport werden viele bakteriologische Befunde verfälscht.

Bitte schreiben Sie auf Ihren Untersuchungsauftrag nicht einfach z. B. „*Rachenabstrich – pathogene Keime – Antibiogramm*", sondern formulieren Sie Ihren Untersuchungsauftrag so spezifisch wie möglich, also z. B. „*Rachenabstrich – hämolysierende Streptokokken der Gruppe A – kein Antibiogramm*". Das gilt auch für Stuhlproben. Schreiben Sie nicht einfach: „*Stuhl – pathogene Keime – Antibiogramm*", sondern besser z. B. „*V. a. Rotaviren, Salmonellen, Campylobacter*", wenn es sich um einen Säugling handelt, oder z. B. „*V. a. Salmonellen, Shigellen, bzw. Campylobacter*", wenn es sich um einen Erwachsenen handelt, bei dem Rotaviren als Durchfallerreger praktisch nie vorkommen.

Viel zu häufig werden unnötige, unsinnige und nicht standardisierte Antibiogramme erstellt, und das häufig auch noch bei Keimen, die als Erreger der vom einsendenden Arzt vermuteten

Infektion niemals in Frage kommen. Es ist beispielsweise unsinnig, bei einer Pharyngitis von einem aus einem Rachenabstrich isolierten Staphylococcus aureus oder gar Staphylococcus epidermidis routinemäßig ein Antibiogramm anzufertigen, da diese Erreger nie bzw. äußerst selten Nasenracheninfektionen verursachen. Es gibt auch noch keine national oder international standardisierten Testmethoden für Anaerobier, das gleiche gilt für Pilze. Trotzdem gibt es Laboratorien, die mindestens sechs Antimykotika im Agardiffusionstest testen. Die Ergebnisse sind mit Ausnahme von 5-Fluorcytosin gegen Sprosspilze falsch, da die Hemmhofdurchmesser in keiner Weise mit der in-vitro-Empfindlichkeit der Pilze anderer Testmethoden korrelierbar sind. Seit langem arbeiten verschiedene Arbeitsgruppen an Vorschlägen für eine standardisierte Empfindlichkeitsprüfung von Hefen im Agardiffusionstest mit Fluconazol-Testblättchen. Obwohl kürzlich Fortschritte auf diesem Gebiet gemacht wurden, steht das endgültige Ergebnis noch aus.

Einige wichtige Erreger, bei denen Antibiogramme nicht unter standardisierten Bedingungen durchgeführt werden können bzw. überflüssig sind, sind in ◻ Tab. 4.2 zusammengestellt.

◻ Tab. 4.2   Unnötige oder unsinnige Antibiogramme

– Pneumokokken (außer Penicillin)
– Streptokokken der Gruppe A
– Vergrünende Streptokokken
– Haemophilus influenzae[a]
– Campylobacter
– Anaerobier
– Meningokokken
– Gonokokken
– Candida-Spezies (außer Fluconazol)

[a]β-Laktamasetest meist ausreichend

Aktuelle Pneumokokkenresistenz in Deutschland (PEG 2007):

- Penicillin 0,2 %
- Erythromycin 14,3 %
- Doxycyclin 10,6 %
- Clindamycin 3,9 %

Der bakteriologische Notfall

© Springer-Verlag Berlin Heidelberg 2019
U. Frank, *Antibiotika in der Praxis 2019 – 2020*, 1x1 der Therapie,
https://doi.org/10.1007/978-3-642-25627-1_5

Bakterielle Infektionen sind relativ häufig Ursache einer Behandlung in der Arztpraxis. Glücklicherweise erfordern nur wenige dieser Infektionen wegen der Gefahr eines komplizierten oder sogar fatalen Krankheitsverlaufs eine rasche Diagnose und stationäre Weiterbehandlung in der Klinik, und nur bei einem kleinen Teil dieser bakteriologischen Notfälle ist der Beginn einer empirischen Antibiotikatherapie noch in der Praxis vor der Klinikeinweisung indiziert. Wichtige Leitsymptome für den akuten bakteriologischen Notfall in der Praxis sind in der ◘ Tab. 5.1 wiedergegeben.

Der Beginn einer empirischen Antibiotikatherapie vor Entnahme von Proben zur mikrobiologischen Abklärung macht die Erregerdiagnose und damit eine gezielte Antibiotikatherapie (nach Antibiogramm) unmöglich. Dies ist vor allem problematisch bei schwer zu behandelnden Infektionen, die häufig eine verlängerte Therapiedauer benötigen. Hierzu zählen Fremdkörperinfektionen (Gelenksprothesen), infektiöse Endokarditis oder Abszesse. Bei schwer zu behandelnden bakteriologischen Notfällen sollte eine rasche Klinikeinweisung erfolgen und – wenn möglich – auf den Beginn der empirischen Antibiotikatherapie verzichtet werden, weil das Spektrum der

---

◘ **Tab. 5.1** Wichtige Leitsymptome für den bakteriologischen Notfall

– Hohes Fieber (>40 °C)
– Hypothermie (<36 °C), schlechter Allgemeinzustand + Alter
– Schüttelfrost
– Hypotonie, Tachykardie
– Tachypnoe, Dyspnoe, inspiratorischer Stridor
– ZNS Symptome: Verwirrtheit, Kopfschmerzen, Meningismus
– Rasch auftretende Hauteffloreszenzen, Petechien
– Immunsuppression, Asplenie
– Reiseanamnese, z. B. Tropen

diagnostischen Möglichkeiten in der Klinik zumeist breiter angelegt und häufig zielführender ist. In akut lebensbedrohlichen Situationen ist jedoch die sofortige initiale Antibiotikagabe in der Praxis indiziert. Die wichtigsten bakteriologischen Notfälle, die vor der Klinikeinweisung noch in der Praxis eine sofortige initiale Antibiotikagabe erfordern, sind in ◨ Tab. 5.2 zusammengestellt. Wenn immer möglich, vor der Applikation des Antibiotikums Blutkulturen abnehmen und mit in die Klinik schicken.

Die Entscheidung für eine notfallmäßige Klinikeinweisung, sofortige empirische, initiale Antibiotikagabe, oder ein abwartendes Vorgehen muss sich maßgeblich auf das klinische Urteil (Anamnese und klinische Untersuchung!) stützen. Die Bestimmung von Infektparametern (Leukozytenzahl, C-reaktives Protein, Procalcitonin) ist nur von beschränkter Aussagekraft. Grundsätzlich lässt sich anhand normaler oder nur mäßig erhöhter Infektparameter eine schwere lebensbedrohliche Infektion nicht ausschließen; die Kinetik der Entzündungsreaktion in der Frühphase bei fulminant verlaufenden Infektionen hinkt häufig dem klinischen Bild hinterher. Bei klinischem Verdacht auf eine der in ◨ Tab. 5.2 genannten lebensbedrohlichen Infektionen/Syndrome dürfen nur geringfügig erhöhte Infektparameter nicht als Argument gegen die Verdachtsdiagnose verwendet werden. Auf der anderen Seite sind stark erhöhte Infektparameter als mögliche Warnzeichen für eine schwere Infektion stets ernst zunehmen. Entsprechend kann bei stark erhöhten Infektparametern auch bei wenig ausgeprägter Klinik eine Krankenhauseinweisung gerechtfertigt sein.

5.1 Bakterielle Meningitis

Die häufigsten Erreger der bakteriellen Meningitis sind Meningokokken, Pneumokokken und Haemophilus influenzae (wegen Impfung selten geworden). Bei jedem unklaren Fieber auch an

◻ Tab. 5.2 Wichtige akute bakteriologische Notfälle in der Praxis, die eine rasche initiale Antibiotikagabe (noch vor Klinikeinweisung) erfordern

Infektion/Syndrom	Leitsymptome	Empirische initiale Antibiotikagabe in der Praxis
Akute bakterielle Meningitis	Fieber, Kopfschmerzen, Meningismus und Bewusstseinstrübung (mind. 2 Symptome bei 95 % vorhanden). Abgeschwächt/fehlender Meningismus bei erhöhtem Alter, Immunsuppression und Koma	Ceftriaxon 2 g i. v. oder Cefotaxim 3 g i. v. (insbesondere bei langem Transportweg in die Klinik)
Invasive Meningokokkeninfektion	Initial unspezifische grippale Symptome, oft starke Muskelschmerzen (Waden, Rücken/Nacken), hohes Fieber, Rachenschmerzen; dann fulminanter Verlauf mit Verschlechterung des Allgemeinzustandes. Cave: Rasch auftretende Hautefloreszenzen mit Petechien	Ceftriaxon 2 g i. v. oder Cefotaxim 3 g i. v. (Umgebungsprophylaxe!)

(Fortsetzung)

◘ Tab. 5.2 (Fortsetzung)

Infektion/Syndrom	Leitsymptome	Empirische initiale Antibiotikagabe in der Praxis
Fieber bei Asplenie	Rascher Verlauf mit Multiorganversagen. Infektfokus nur in 50 % bekannt (meist Pneumonie) Initial nur unspezifische Symptome (z. B. grippaler Infekt). Gastrointestinale Symptome können Ausdruck einer beginnenden Sepsis sein	Ceftriaxon 2 g i. v. oder Amoxicillin 2 g i. v.
Sepsis	Warnzeichen: Fieber, Tachykardie, Tachypnoe, Hypotonie, Verwirrtheit. Fokus meist in Lunge, Abdomen, obere Harnwege oder Haut	Bei septisch-toxischem Schock (ambulant erworben, ohne nachgewiesenen Herd) Ceftriaxon 2 g i. v. oder Piperacillin/Tazobactam 4,5 g i. v.

Meningitis denken, vor allem bei Bewusstseinstrübung. Bei Meningitis-Verdacht sofort lumbal punktieren, noch besser den Patienten sofort in die nächstgelegene Klinik einweisen. Geht es dem Patienten schlecht oder hat er rasch auftretende Haut-effloreszenzen mit Petechien (V. a. Meningokokkeninfektion!), ist die beste Lösung: Sofort lumbal punktieren (aber nur, wenn ohne Schwierigkeiten möglich), anschließend sofort 2 g Ceftriaxon oder 3 g Cefotaxim innerhalb von 5–10 min intravenös applizieren, dann sofort Klinikeinweisung, Liquor mit in die Klinik schicken. Wenn der Transport länger als max. 1/2 h dauert, muss auf jeden Fall vor dem Transport das Antibiotikum (Ceftriaxon oder Cefotaxim) intravenös verabreicht werden (bei Säuglingen und Kleinkindern 50 mg/kg Körpergewicht). Bei geringer Übung kann auf die Lumbalpunktion verzichtet werden, da Ceftriaxon bzw. Cefotaxim praktisch alle wichtigen Meningitiserreger (nicht Listerien!) erfasst. Auf die Lumbal-punktion und die initiale Antibiotikagabe kann verzichtet werden, wenn der Patient nicht lebensbedrohlich erkrankt ist und die Transportzeiten kurz sind (weniger als 1/2 h).

5.2 Invasive Meningokokkeninfektion

Eintrittspforte Respirationstrakt, meist begleitet von Meningitis, Arthritis oder Endokarditis (selten). Schwerste Form: Water-house-Friederichsen-Syndrom (häufiger bei Kindern). Wegen des fulminanten Verlaufes ist hier ein möglichst früher Behandlungs-beginn entscheidend. Initiale Antibiotikagabe wie bei Meningitis. Wenn immer möglich, vor der Gabe des Antibiotikums Blut-kulturen abnehmen und mit in die Klinik schicken.

5.3 Fieber bei Asplenie

Bei fehlender oder nicht funktionierender Milz (Asplenie) erhöhtes Risiko für schwere und lebensbedrohliche Infektionen. Fieber ist bei diesen Patienten immer ein Warnzeichen. Häufigste Erreger sind Pneumokokken, Meningokokken, und Haemophilus influenzae. Erhöhtes Risiko insbesondere bei Kindern. Auch hier bereits bei ersten Symptomen großzügige Indikationsstellung zur sofortigen initialen Antibiotikagabe (wie bei Meningitis). Wenn möglich, vor der Gabe des Antibiotikums Blutkulturen abnehmen und mit in die Klinik schicken.

Anmerkung: Patienten mit Asplenie sind oft nicht hinreichend informiert über ihr lebenslang erhöhtes Infektionsrisiko. Im Auftrag der Deutschen Gesellschaft für Infektiologie (DGI) und fünf weiterer medizinischer Fachgesellschaften hat das Zentrum für chronische Immundefizienz (CCI) und das Zentrum für Infektiologie und Reisemedizin der Universitätsklinik Freiburg einen Notfallpass „Asplenie" für den deutschen Sprachraum entwickelt. Dieser kann kostenlos über Asplenie-Net (asplenie-net.de) bestellt werden. Neben wichtigen persönlichen Informationen enthält der Pass auch eine Impftabelle und aktuelle Empfehlungen zur Impfprävention und Notfalltherapie für Patienten mit Asplenie.

5.4 Sepsis

Bei Fieber (>38 °C) oder Hypothermie (<36 °C) und gleichzeitig rascher Verschlechterung des Allgemeinzustands, erhöhter Herzfrequenz (>90/min) oder Atemfrequenz (>20/min) oder Hypotonie muss an die Möglichkeit einer Sepsis gedacht werden. Bei der Sepsis handelt es sich um eine systemische Entzündungsreaktion im Rahmen einer Infektion mit Ausschwemmung von Bakterien oder toxischen Bakterienbestandteilen in die Blutbahn. Letzteres ist auch verantwortlich für den „echten" Schüttelfrost. Ausgangsherde häufig pulmonal (Pneumonie, Pleuraempyem), abdominal (Cholezystitis, Cholangitis, Peritonitis oder Abszess mit/ohne Darmperforation), urogenital (Pyelonephritis) oder dermal (Zellulitis; bei nekrotisierender Fasziitis zuerst massive Schmerzen bei klinisch wenig auffälligen Haut- und Weichteilen, gefolgt von fulminantem Verlauf mit Sepsis und Multiorganversagen). Zerebrale Störungen, wie Verwirrtheit oder Eintrübung, und Atemnot weisen bei Sepsis auf ein beginnendes Multiorganversagen hin. Sofortige initiale Antibiotikagabe und Klinikeinweisung sind notwendig. Auch hier, wenn möglich, vor der Applikation des Antibiotikums Blutkulturen abnehmen und mit in die Klinik schicken. (Spezielle Antibiose nach Infektionsherd s. Antibiotika am Krankenbett, 15. Auflage, Seite 183 ff.).

5.5 Weitere bakteriologische Notfälle

Weitere wichtige bakteriologische Notfälle in der Praxis sind die **Arthritis** (s. Seite 128), die ambulant-erworbene **Pneumonie** (s. Seite 152) und die **Pyelonephritis** (s. Seite 155), deren Indikationen zur Klinikeinweisung sich nach dem klinischen Schweregrad richten oder der weiteren Abklärung dienen. Eine ambulante Therapie sollte hier nur bei niedrigem Risiko durchgeführt werden.

5.6 Sonderfälle bei Erwachsenen

5.6.1 Arthritis nach Punktion

In Deutschland werden immer noch zu häufig intraartikuläre Kortison-Injektionen durchgeführt. Dabei kommt es nicht selten zu akuten Gelenkinfektionen (oft Medizinschadensfälle, deren Ursache Hygienefehler sind, wie z. B. unzureichende Hautdesinfektion). Bei akuter Arthritis nach Gelenkpunktion erst behandelnden Arzt verständigen, weitere Punktionen vermeiden, sofortige Klinikeinweisung. Erst in der Klinik Abklärung (z. B. mittels Gelenkpunktion) und intravenöse Antibiotikatherapie.

5.6.2 Fieber unklarer Genese über mehrere Wochen

Fieber unklarer Genese, das über mehrere Wochen bestehen bleibt, ist fast immer ein bakteriologischer Notfall (z. B. V. a. Endokarditis). Die Ursache muss unbedingt, am besten stationär, abgeklärt werden. Die Letalität bei Fieber unklarer Genese ist hoch. Die meisten Krankheitsverläufe ziehen sich über Wochen oder teilweise sogar Monate hin, weil die erstbehandelnden Ärzte viel zu selten Blutkulturen abnehmen und zu selten versuchen, mit diagnostischen Mitteln die Fieberursache aufzuklären (Hinweise zur Blutkulturdiagnostik ▶ Kap. 3, S. 13).

5.6.3 Die faulig riechende Infektion

Fauliger Geruch deutet immer auf Anaerobier-Primär- oder Mischinfektion hin. Ein faulig-süßlicher Geruch und bläulich-grünlicher Eiter weisen auf eine Pseudomonas-Infektion hin. Mittel der ersten Wahl bei Anaerobier-Infektionen in der Praxis sind Metronidazol und Clindamycin, bei Pseudomonas-Infektion Ciprofloxacin.

5.7 Sonderfälle aus der pädiatrischen Praxis

5.7.1 Omphalitis bei Neugeborenen

Die häufigsten Erreger sind Staphylococcus aureus, seltener gram-negative Keime, z. B. Escherichia coli. Den Nabel spreizen und zirkulär leicht auf die Gegend um den Nabel drücken, da sich manchmal in der Tiefe Abszesse bilden. Unbedingt tiefen Nabelabstrich machen. Bei Fieber Blutkulturen vor intravenöser Antibiotikagabe (orale Antibiotikatherapie meist nicht ausreichend). Am besten Klinikeinweisung.

5.7.2 Septische Temperaturen und Fieber unklarer Genese von mehr als 48 h bei Neugeborenen, Säuglingen und Kleinkindern

Häufigste Ursachen sind Harnwegsinfektionen, Otitis media, Sepsis, Salmonellen-Gastroenteritis und Osteomyelitis. Die häufigsten Erreger sind Pneumokokken, Staphylokokken, Haemophilus influenzae, bei Harnwegsinfektionen gram-negative Darmkeime, meist Escherichia coli. Fieber unklarer Genese bei Neugeborenen, Säuglingen und Kleinkindern niemals auf die leichte Schulter nehmen, sondern unbedingt diagnostisch abklären, z. B. mittels Blutkulturen, Urinuntersuchung, Untersuchung des Trommelfells, ggf. Röntgenbild des

Thorax, Lumbalpunktion. Bei Dyspnoe, Blässe, Erbrechen oder Nahrungsverweigerung nicht nur an Pneumonie, sondern auch an Sepsis und Meningitis denken. Die häufigste Ursache von Fieber bei Säuglingen unter 3 Monaten sind im Übrigen Virusinfektionen.

5.7.3 Inspiratorischer Stridor

Häufigste bakterielle Ursache bei Kleinkindern ist die Epiglottitis, hervorgerufen durch eine Haemophilus influenzae Typ B-Infektion. Keine bakteriologische Diagnostik versuchen, sondern sofort 50 mg/kg Körpergewicht Ceftriaxon oder Cefotaxim i. v. oder i. m. verabreichen und sofort in die Klinik einweisen. Intubation vordringlich.

Resistenz wichtiger Erreger

© Springer-Verlag Berlin Heidelberg 2019
U. Frank, *Antibiotika in der Praxis 2019 – 2020,* 1x1 der Therapie,
https://doi.org/10.1007/978-3-642-25627-1_6

◨ Tab. 6.1 gibt nur In-vitro-Empfindlichkeiten bzw. Resistenzen an (+ = empfindlich, ± = intermediär, 0 = resistent). In-vitro-Empfindlichkeit bedeutet nicht automatisch auch In-vivo-Wirksamkeit. Die in vivo, also beim Patienten wirksamen Antibiotika sind im nächsten Kapitel zusammengestellt.

◨ Tab. 6.2 gibt die aktuelle Resistenzen klinisch wichtiger Pilze an.

◨ Tab. 6.3 gibt die aktuellen Resistenzen aus dem Jahr 2017 an. Die Daten stammen aus dem Projekt ARS (Antibiotika Resistenz Surveillance), das am Robert Koch-Institut angesiedelt ist.

Tab. 6.1 Resistenz klinisch wichtiger Erreger (Antibiotika in alphabetischer Reihenfolge)

	Acinetobacter	Aeromonas	Actinomyces	Bacteroides fragilis	Burkholderia cepacia	Chlamydien	Citrobacter	Clostridien	Corynebacterium jekeium	Enterobacter	Enterococcus faecalis	Enterococcus faecium
Amoxicillin, Ampicillin	o	o	+	±		o	o	+	o	o	+	±
Amoxicillin/ Clavulansäure	o	±	+	+	o	o	o	+	o	o	+	±
Ampicillin/Sulbactam	±	±	+	+	o	o	o	+	o	o	+	±
Azithromycin	o	o	+	o	o	+	o	+	o	o	o	o
Cefaclor	o	o	?	o	o	o	o	?	o	o	o	o
Cefadroxil	o	o	?	o	o	o	o	?	o	o	o	o

(Fortsetzung)

□ Tab. 6.1 (Fortsetzung)

	Acinetobacter	Aeromonas	Actinomyces	Bacteroides fragilis	Burkholderia cepacia	Chlamydien	Citrobacter	Clostridien	Corynebacterium jekeium	Enterobacter	Enterococcus faecalis	Enterococcus faecium
Cefalexin	o	±	o	o	o	o	o	+	o	o	o	o
Cefixim	o	~	~	o	o	o	+	~	o	±	o	o
Cefotaxim	o	+	+	o	o	o	±	+	o	±	o	o
Cefpodoxim	o	~	~	o	o	o	+	~	o	±	o	o
Cefuroxim	o	±	o	o	o	o	o	~	o	o	o	o
Chloramphenicol	o	+	+	+	±	+	~	+	o	+	±	±
Ciprofloxacin	±	+	o	o	±	+	+	o	o	+	±	o
Clarithromycin	o	o	+	o	o	+	o	+	o	o	o	o

(Fortsetzung)

(Fortsetzung)

□ Tab. 6.1 (Fortsetzung)

	Acinetobacter	Aeromonas	Actinomyces	Bacteroides fragilis	Burkholderia cepacia	Chlamydien	Citrobacter	Clostridien	Corynebacterium jekeium	Enterobacter	Enterococcus faecalis	Enterococcus faecium
Clindamycin	0	0	+	±	0	0	0	+	0	0	0	0
Cotrimoxazol	±	+	0	0	±	0	±	0	0	+	0	0
Doxycyclin	0	+	+	±	0	+	0	+	?	0	±	±
Erythromycin	0	0	+	0	0	+	0	+	0	0	0	0
Flucloxacillin	0	0	0	0	0	0	0	0	0	0	0	0
Fosfomycin	0	0	0	0	0	0	+	0	0	±	±	±
Levofloxacin	±	+	?	0	±	+	+	0	0	+	+	0
Linezolid	0	0	+	0	0	0	0	+	+	0	+	+

◻ Tab. 6.1 (Fortsetzung) (Fortsetzung)

	Acinetobacter	Aeromonas	Actinomyces	Bacteroides fragilis	Burkholderia cepacia	Chlamydien	Citrobacter	Clostridien	Corynebacterium jekeium	Enterobacter	Enterococcus faecalis	Enterococcus faecium
Metronidazol	0	0	0	+	0	0	0	+	0	0	0	0
Moxifloxacin	±	+	?	±	0	+	+	0	±	+	+	±
Nitrofurantoin	0	0	0	0	0	0	±	0	0	±	+	+
Penicillin	0	0	+	0	0	0	0	+	0	0	+	±
Roxithromycin	±	0	+	±	±	+	0	+	?	0	±	±
Tetracyclin	+	+	?	+	0	+	+	+	+	+	+	+

(Fortsetzung)

Tab. 6.1 (Fortsetzung)	Escherichia coli	Haemophilus influenzae	Klebsiellen	Legionellen	Listeria monocytogenes	Moraxella catarrhalis	Mycoplasma pneumoniae	Proteus mirabilis	Proteus vulgaris	Providencia	Pseudomonas aeruginosa
Amoxicillin, Ampicillin	±	±	○	○	+	○	○	+	○	○	○
Amoxicillin/ Clavulansäure	+	+	±	○	+	+	○	+	+	±	○
Ampicillin/ Sulbactam	+	+	±	○	+	+	○	+	+	±	○
Azithromycin	±	+	○	+	±	+	+	○	○	○	○

□ Tab. 6.1 (Fortsetzung)

(Fortsetzung)

	Escherichia coli	Haemophilus influenzae	Klebsiellen	Legionellen	Listeria monocytogenes	Moraxella catarrhalis	Mycoplasma pneumoniae	Proteus mirabilis	Proteus vulgaris	Providencia	Pseudomonas aeruginosa
Cefaclor	±	±	±	o	o	±	o	+	o	o	o
Cefadroxil	±	±	±	o	o	±	o	+	o	o	o
Cefalexin	+	o	+	o	o	o	o	+	o	o	o
Cefixim	+	+	+	o	o	+	o	+	+	+	o
Cefotaxim	+	+	+	o	o	+	o	+	+	+	o
Cefpodoxim	+	+	+	o	o	+	o	+	+	+	o
Cefuroxim	+	+	+	o	o	+	o	+	±	o	o

(Fortsetzung)

◻ Tab. 6.1 (Fortsetzung)

	Escherichia coli	Haemophilus influenzae	Klebsiellen	Legionellen	Listeria monocytogenes	Moraxella catarrhalis	Mycoplasma pneumoniae	Proteus mirabilis	Proteus vulgaris	Providencia	Pseudomonas aeruginosa
Chloramphenicol	?	+	+	o	o	o	o	?	±	?	o
Ciprofloxacin	+	+	+	+	o	+	+	+	+	+	+
Clarithromycin	o	+	o	+	±	+	+	o	o	o	o
Clindamycin	o	o	o	o	o	o	o	o	o	o	o
Cotrimoxazol	±	+	±	±	+	+	o	±	±	±	o
Doxycyclin	±	+	o	+	o	+	+	o	o	o	o

◻ Tab. 6.1 (Fortsetzung)

(Fortsetzung)

	Erythromycin	Flucloxacillin	Fosfomycin	Levofloxacin	Linezolid	Metronidazol	Moxifloxacin
Escherichia coli	o	o	+	+	o	o	+
Haemophilus influenzae	±	o	+	+	o	o	+
Klebsiellen	o	o	±	+	o	o	+
Legionellen	+	o	o	+	o	o	+
Listeria monocytogenes	o	o	o	±	+	o	+
Moraxella catarrhalis	+	o	o	+	o	o	+
Mycoplasma pneumoniae	+	o	o	+	o	o	+
Proteus mirabilis	o	o	+	+	o	o	+
Proteus vulgaris	o	o	±	+	o	o	+
Providencia	o	o	+	+	o	o	+
Pseudomonas aeruginosa	o	o	±	+	o	o	o

◻ Tab. 6.1 (Fortsetzung)

(Fortsetzung)

	Escherichia coli	Haemophilus influenzae	Klebsiellen	Legionellen	Listeria monocytogenes	Moraxella catarrhalis	Mycoplasma pneumoniae	Proteus mirabilis	Proteus vulgaris	Providencia	Pseudomonas aeruginosa
Nitrofurantoin	+	o	+	o	o	o	o	o	o	o	o
Penicillin	o	o	o	o	+	o	o	o	o	o	o
Roxithromycin	o	±	o	+	+	+	+	o	o	o	o
Tetracyclin	±	+	±	+	o	?	+	o	o	?	o

□ Tab. 6.1 (Fortsetzung)

(Fortsetzung)

	Amoxicillin, Ampicillin	Amoxicillin/ Clavulansäure	Ampicillin/ Sulbactam	Azithromycin	Cefaclor
Salmonellen	±	+	+	±	±
Serratia	o	o	o	o	o
Shigellen	o	+	+	+	±
Staphylococcus aureus (MSSA)	±	+	+	±	+
Staphylococcus aureus (MRSA)	o	o	o	o	o
Staphylococcus epidermidis	o	o	o	o	o
Stenotrophomonas maltophilia	o	o	o	o	o
Streptococcus A, B, C, F, G	+	+	+	±	+
Streptococcus pneumoniae	+	+	+	±	+
Streptococcus viridans	+	+	+	±	+
Yersinia enterocolitica	o	±	±	o	o

□ Tab. 6.1 (Fortsetzung)

(Fortsetzung)

	Salmonellen	Serratia	Shigellen	Staphylococcus aureus (MSSA)	Staphylococcus aureus (MRSA)	Staphylococcus epidermidis	Stenotrophomonas maltophilia	Streptococcus A, B, C, F, G	Streptococcus pneumoniae	Streptococcus viridans	Yersinia enterocolitica
Cefadroxil	±	o	±	+	o	o	o	+	+	+	o
Cefalexin	o	o	o	+	o	±	o	+	+	+	o
Cefixim	+	+	+	o	o	o	o	+	+	+	+
Cefotaxim	+	+	+	±	o	o	o	+	+	+	+
Cefpodoxim	+	±	+	+	o	o	o	+	+	+	?
Cefuroxim	±	o	±	+	o	o	o	+	+	+	±
Chloramphenicol	+	o	+	+	+	+	+	+	+	+	o

◘ Tab. 6.1 (Fortsetzung)

	Ciprofloxacin	Clarithromycin	Clindamycin	Cotrimoxazol	Doxycyclin	Erythromycin	Flucloxacillin
Salmonellen	+	0	0	(+)	(+)	0	0
Serratia	+	0	0	(+)	0	0	0
Shigellen	+	0	0	(+)	(+)	0	0
Staphylococcus aureus (MSSA)	0	(+)	+	+	(+)	(+)	+
Staphylococcus aureus (MRSA)	0	0	(+)	+	0	0	0
Staphylococcus epidermidis	0	0	(+)	(+)	(+)	0	0
Stenotrophomonas maltophilia	0	0	0	+	+	0	0
Streptococcus A, B, C, F, G	(+)	(+)	+	(+)	?	(+)	+
Streptococcus pneumoniae	(+)	(+)	+	(+)	(+)	+	+
Streptococcus viridans	0	(+)	+	(+)	(+)	(+)	(+)
Yersinia enterocolitica	+	0	0	+	+	0	0

(Fortsetzung)

◘ Tab. 6.1 (Fortsetzung)   (Fortsetzung)

	Fosfomycin	Levofloxacin	Linezolid	Metronidazol	Moxifloxacin	Nitrofurantoin
Salmonellen	o	+	o	o	+	o
Serratia	±	+	o	o	+	o
Shigellen	o	+	o	o	+	o
Staphylococcus aureus (MSSA)	+	+	+	o	+	o
Staphylococcus aureus (MRSA)	+	o	+	o	o	o
Staphylococcus epidermidis	±	±	+	o	±	o
Stenotrophomonas maltophilia	o	±	o	o	±	o
Streptococcus A, B, C, F, G	+	±	+	o	±	o
Streptococcus pneumoniae	+	±	+	o	+	o
Streptococcus viridans	o	±	+	o	+	o
Yersinia enterocolitica	o	+	o	o	+	o

◼ Tab. 6.1 (Fortsetzung)

Erreger	Penicillin	Roxithromycin	Tetracyclin	
Salmonellen	0	0	0	+
Serratia	0	0	0	+
Shigellen	0	0	0	+
Staphylococcus aureus (MSSA)	0	+	+	+
Staphylococcus aureus (MRSA)	0	0	±	+
Staphylococcus epidermidis	0	0	±	+
Stenotrophomonas maltophilia	0	0	0	±
Streptococcus A, B, C, F, G	+	+	?	+
Streptococcus pneumoniae	+	+	±	+
Streptococcus viridans	±	+	±	+
Yersinia enterocolitica	0	0	?	?

□ Tab. 6.2 Resistenz klinisch wichtiger Pilze

	Fluconazol	Itraconazol	Voriconazol	Posaconazol	Isavuconazol	Anidulafugin	Caspofungin	Micafungin	Amphotericin B
Aspergillum spp	o	±	+	+	+	±	±	±	+
Candida albicans	+	+	+	+	+	+	+	+	+
Candida dubliniensis	+	+	+	+	+	+	+	+	+
Candida glabrata	±	±	±	±	±	+	+	+	+
Candida guilliermondii	o	±	+	±	+	±	±	+	+
Candida krusei	o	±	+	+	+	+	+	+	+
Candida lusitaniae	+	+	+	+	+	+	+	+	o
Candida parapsilosis	+	+	+	+	+	±	+	+	+
Candida tropicalis	+	+	+	+	+	+	+	+	+
Cryptococcus spp	+	+	+	+	+	o	o	o	+
Fusarium spp	o	o	±	±	±	o	o	o	±
Mucor spp	o	±	±	+	+	o	o	o	+
Scedosporium apiospermum	o	±	+	±	±	±	±	±	o
Scedosporium spp	o	o	o	o	o	o	o	o	o
Trichosporon spp	±	+	+	+	+	o	o	o	±

□ Tab. 6.3 Resistente Erreger (%). Zeitraum 2017, aus ARS (Antibiotika Resistenz Surveillance), Robert Koch-Institut: ARS, ▶ https://ars.rki.de/Datenstand: 06.09.2018

	Acinetobacter baumannii	Citrobacter freundii	Enterobacter cloacae	Enterococcus faecalis	Enterococcus faecium	Escherichia coli	Klebsiella oxytoca	Klebsiella pneumoniae	Morganella morganii	Proteus mirabilis	Pseudomonas aeruginosa	Serratia marcescens	Staphylococcus aureus	Staphylokokken; koagulasenegativ	Streptococcus pneumoniae	Stenotrophomonas maltophilia
Amikacin	6	0	1			1	0	1	1	2	3	13				
Amoxicillin						47	100	100		30						
Amoxicillin/ Clavulansäure						37	24	25		12						
Ampicillin				0	91	49	100	100		31						
Ampicillin/ Sulbactam	35					39	27	26		12					1	

(Fortsetzung)

◻ **Tab. 6.3** (Fortsetzung)

	Acinetobacter baumannii	Citrobacter freundii	Enterobacter cloacae	Enterococcus faecalis	Enterococcus faecium	Escherichia coli	Klebsiella oxytoca	Klebsiella pneumoniae	Morganella morganii	Proteus mirabilis	Pseudomonas aeruginosa	Serratia marcescens	Staphylococcus aureus	Staphylokokken; koagulasenegativ	Streptococcus pneumoniae	Stenotrophomonas maltophilia
Aztreonam	69	13	11			11	5	14	4	1	6	5				
Cefazolin																
Cefepim		24	25			12	4	14	15	1		7				
Cefotaxim		23	23			8	3	12	13	1		4			0	
Ceftazidim	58					17	17	19		3	9					77
Cefuroxim						21	6	15	12	16		7				
Ciprofloxacin	9	8	6								15		25	46		

(Fortsetzung)

◻ Tab. 6.3 (Fortsetzung)

	Acinetobacter baumannii	Citrobacter freundii	Enterobacter cloacae	Enterococcus faecalis	Enterococcus faecium	Escherichia coli	Klebsiella oxytoca	Klebsiella pneumoniae	Morganella morganii	Proteus mirabilis	Pseudomonas aeruginosa	Serratia marcescens	Staphylococcus aureus	Staphylokokken, koagulasenegativ	Streptococcus pneumoniae	Stenotrophomonas maltophilia
Clindamycin													18		8	
Colistin											3					
Cotrimoxazol	4	7	7			24	4	14	16	34		2	2	21	9	4
Doxycyclin						47	29	40		100			4	27	10	
Ertapenem		1	7			0	0	1	1	0		1				
Erythromycin													19	59	12	
Fosfomycin	2	2	34			1	21	17	96	14		9	2	42		

(Fortsetzung)

(Fortsetzung)

◻ Tab. 6.3 (Fortsetzung)

	Fusidinsäure	Gentamicin	Gentamicin (high level)	Imipenem	Levofloxacin	Linezolid
Acinetobacter baumannii		4		4	8	
Citrobacter freundii		4		0	9	
Enterobacter cloacae		4		0	6	
Enterococcus faecalis			27		39	
Enterococcus faecium			16		93	
Escherichia coli		6		0	21	
Klebsiella oxytoca		1		0	6	
Klebsiella pneumoniae		7		0	14	
Morganella morganii		7		4	11	
Proteus mirabilis		11		9	16	
Pseudomonas aeruginosa		6		14	17	
Serratia marcescens		2		0	7	
Staphylococcus aureus	3	3			25	0
Staphylokokken; koagulasenegativ	31	32			45	
Streptococcus pneumoniae					1	
Stenotrophomonas maltophilia						

□ Tab. 6.3   (Fortsetzung)

	Meropenem	Moxifloxacin	Nitrofurantoin	Oxacillin	Penicillin	Piperacillin
Acinetobacter baumannii	4					71
Citrobacter freundii	0					39
Enterobacter cloacae	0					40
Enterococcus faecalis		53				
Enterococcus faecium						
Escherichia coli	0	1				46
Klebsiella oxytoca	0	6				61
Klebsiella pneumoniae	0	24				73
Morganella morganii	0					33
Proteus mirabilis	0		100			27
Pseudomonas aeruginosa	5					18
Serratia marcescens	0					21
Staphylococcus aureus		28		13	74	
Staphylokokken; koagulasenegativ		39	3	56	87	
Streptococcus pneumoniae		1			3	
Stenotrophomonas maltophilia		43				

(Fortsetzung)

◻ Tab. 6.3 (Fortsetzung)

	Acinetobacter baumannii	Citrobacter freundii	Enterobacter cloacae	Enterococcus faecalis	Enterococcus faecium	Escherichia coli	Klebsiella oxytoca	Klebsiella pneumoniae	Morganella morganii	Proteus mirabilis	Pseudomonas aeruginosa	Serratia marcescens	Staphylococcus aureus	Staphylokokken; koagulasenegativ	Streptococcus pneumoniae	Stenotrophomonas maltophilia
Piperacillin/ Tazobactam	37	20	21			10	15	13	6	1	13	5				
Rifampicin													0	5		
Streptomycin (high level)				28	68											
Teicoplanin				0	8								0	13		
Tetracyclin						28	4	17		100			4	27	11	

Häufigste Erreger – Antibiotikaauswahl

Siehe (■ Tab. 7.1)

■ **Tab. 7.1** Häufigste Erreger – Antibiotikaauswahl	
Erreger	**Wahl**[a]
Actinomyces israelii	Penicillin, Ampicillin
Aeromonas hydrophila	Chinolone
Bacteroides fragilis	Metronidazol
Bartonellen	Makrolide, Chinolone
Bordetella-Spezies	Makrolide
Borrelia burgdorferi	Penicillin, Doxycyclin, Ceftriaxon, Amoxicillin
Campylobacter-Spezies	Makrolide
Chlamydien	Tetracycline
Clostridium-Spezies	Penicillin
Corynebacterium diphtheriae	Penicillin + Antitoxingabe
Coxiella burnetii	Doxycyclin
Enterococcus faecalis	Ampicillin, Amoxicillin
Escherichia coli	Oralcephalosporine (2./3. Gen.)
Gardnerella vaginalis	Metronidazol
Gonokokken	Oralcephalosporine (2./3. Gen.)
[a]bis Antibiogramm vorliegt	

Alternativen
Doxycyclin, Ceftriaxon
Cotrimoxazol
Clindamycin, Ampicillin/Sulbactam, Amoxicillin/Clavulansäure
Doxycyclin
Cotrimoxazol
Cefuroximaxetil, Cefpodoximproxetil, Makrolide
Tetracycline, Chinolone
Makrolide, Levofloxacin, Moxifloxacin
Tetracycline, Clindamycin
Makrolide, Clindamycin
Chinolone, Erythromycin
Cotrimoxazol
Chinolone
Clindamycin
Chinolone, Spectinomycin

■ **Tab. 7.1**   (Fortsetzung)

Erreger	Wahl
Haemophilus influenzae	Ampicillin/Sulbactam, Amoxicillin/Clavulansäure
Helicobacter pylori[b]	Amoxicillin, Clarithromycin
Kingella kingae	Penicillin, Ampicillin
Legionella pneumophila	Makrolide
Moraxella catarrhalis	Ampicillin/Sulbactam, Amoxicillin/Clavulansäure
Mycoplasma pneumoniae	Makrolide
Pasteurella multocida	Penicillin, Oralcephalosporine
Peptostreptokokken	Penicillin
Pneumokokken	Penicillin
Propionibakterien	Penicillin
Proteus mirabilis	Ampicillin
Proteus vulgaris	Oralcephalosporine (3. Gen.)
Rickettsien	Tetracycline
Salmonella enteritidis	Keine Antibiotikatherapie
Shigellen	Chinolone
Staphylokokken (MSSA)[c]	Flucloxacillin
Streptokokken (aerob und anaerob)	Penicillin
Treponema pallidum	Penicillin
Ureaplasma	Tetracycline
Yersinia enterocolitica	Cotrimoxazol

[b]Kombinationstherapie
[c]Methicillin-(=Oxacillin-)empfindlich

Alternativen

Oralcephalosporine, Cotrimoxazol, Makrolide

Metronidazol, Levofloxacin

Oralcephalosporine, Aminoglykoside

Chinolone

Makrolide, Chinolone, Oralcephalosporine (2./3. Gen.)

Tetracycline, Levofloxacin, Moxifloxacin

Tetracycline, Cotrimoxazol

Clindamycin, Metronidazol

Makrolide, Oralcephalosporine

Tetracycline, Clindamycin

Oralcephalosporine, Cotrimoxazol

Chinolone

Chinolone

–

Cotrimoxazol

Oralcephalosporine (1./2. Gen.)

Oralcephalosporine, Makrolide

Doxycyclin, Ceftriaxon

Makrolide

Chinolone

Antibiotika, Antimykotika: Spektrum – Dosierung – Nebenwirkungen

© Springer-Verlag Berlin Heidelberg 2019
U. Frank, *Antibiotika in der Praxis 2019 – 2020*, 1x1 der Therapie,
https://doi.org/10.1007/978-3-642-25627-1_8

Amoxicillin	Amoxi-saar®

Spektrum

Grampositive (nicht S. aureus) und gramnegative Keime
(H. influenzae ca. 10 % Resistenz)

Dosierungen

– Erwachsene, Kinder >12 Jahre	1,5–3 g (max. 4–6 g)/Tag in 3–4 Dosen
– Kinder <12 Jahre	40–50(–100) mg/kg/Tag verteilt auf 3–4 Dosen
Bei Niereninsuffizienz (Erwachsene)	Bei GFR[a] <30 ml/min Reduktion auf 2/3 der Normdosis; bei GFR[a] <20 ml/min auf 1/3 der Normdosis

Bei Niereninsuffizienz (Kinder)	GFR[a]	Dosis (% der Normaldosis)
	40	100
	20	60 (2 Einzeldosen)
	10	30 (2 Einzeldosen)
	Anurie	15 (1 Einzeldosis) bzw. 30 n. HD

Nebenwirkungen

Gastrointestinale Symptome, Durchfall, Exanthem (durchschnittlich 8 %, speziell bei Patienten mit infektiöser Mononukleose und anderen Viruserkrankungen, lymph. Leukämie), Fieber, selten Transaminasenerhöhung, interstitielle Nephritis

Kontraindikationen

Penicillinallergie, infektiöse Mononukleose und chronische lymphatische Leukämie (in >50 % Exantheme)

Bemerkungen

2- bis 3fach besser resorbiert als Ampicillin

[a] Berechnung der GFR nach Cockroft-Gault, s. Buchanfang

Amoxicillin/ Clavulansäure	Augmentan®		
Spektrum			
Grampositive (nicht E. faecium), gramnegative Bakterien, besonders H. influenzae, β-Laktamasebildner, Anaerobier			
Dosierungen			
– Erwachsene und Kinder >12 Jahre	3×625–1250 mg bzw. 2×1000 mg p. o. 3×1,2–2,2 g i. v.		
– Kinder (>1. Lebensjahr)	37,5–50 mg/kg/Tag p. o. verteilt auf 3 Dosen 80 mg/kg/Tag p. o. verteilt auf 2 Dosen bei Otitis media 60–96 mg/kg/Tag i. v. verteilt auf 3 Dosen		
– Säuglinge (>3. Lebensmonat)	60–96 mg/kg/Tag i. v. verteilt auf 3 Dosen 30–50 mg/kg/Tag p. o. verteilt auf 3 Dosen		
– Säuglinge (<3. Lebensmonat)	88 mg/kg/Tag i. v. verteilt auf 2 Dosen		
Bei Nieren- insuffizienz (Erwachsene, p. o.-Dosierungen)	GFR[a]	Max. Dos. (g)	DI (h)
	10–30	0,625	12
	<10	0,625	24
Bei Nieren- insuffizienz (Kinder)	GFR[a]	Dosis (% der Normaldosis)	
	40	100	
	20	25 (2 Einzeldosen)	
	10	25 (2 Einzeldosen)	
	Anurie	15 (1 Einzeldosis) bzw. 30 n. HD	

Amoxicillin/ Clavulansäure	Augmentan®

Nebenwirkungen

Gastrointestinale Symptome, Durchfall, Exanthem (durchschnitt-lich 1–2 %, speziell bei Patienten mit infektiöser Mononukleose und anderen Viruserkrankungen, lymph. Leukämie), Fieber, selten Transaminasenerhöhung, interstitielle Nephritis; häufig pos. Coombs-Test, Hepatitis/cholestatische Gelbsucht (selten)

Kontraindikationen

Penicillinallergie, infektiöse Mononukleose und lymphatische Leukämie (Exanthembildung), schwere Leberfunktionsstörung, Schwangerschaft (sorgfältige Nutzen-Risiko-Abwägung)

Bemerkungen

Obwohl in vitro wirksam gegen S. aureus, bei S.-aureus-Infek-tionen Präparate mit direkter Staphylokokkenwirksamkeit, also nicht über den Umweg der β-Laktamasehemmung, z. B. orale Cephalosporine, einsetzen!

[a]Berechnung der GFR nach Cockroft-Gault s. Buchanfang

Ampicillin	Ampicillin-ratiopharm®

Spektrum

Wie Amoxicillin; Mittel der Wahl bei Listerien

Dosierungen

Erwachsene und Kinder >6 Jahre	3–4 × (0,5–)1 g p. o. 1,5–6(–15) g/Tag i. v. in 2–4 Dosen
Kinder (>1. Lebensjahr)	50–100 mg/kg/Tag p. o. verteilt auf 2–4 Dosen 100–400 mg/kg/Tag i. v. verteilt auf 2–4 Dosen

Ampicillin	Ampicillin-ratiopharm®	
Neugeborene (<1 Lebenswoche)	25–50 mg/kg/Tag p. o. verteilt auf 2–4 Dosen (bei Körpergewicht unter 1200 g: 25–50 mg/kg/Tag verteilt auf 2–4 Dosen) 50 mg/kg/Tag i. m., i. v. verteilt auf 2–4 Dosen bei Meningitis 150 mg/kg/Tag i. v. verteilt auf 3 Dosen	
Neugeborene (>1 Lebenswoche)	25–50 mg/kg/Tag p. o. verteilt auf 3–4 Dosen (bei Körpergewicht unter 1200 g: 25–50 mg/kg/Tag verteilt auf 2 Dosen) 100 mg/kg/Tag i. m., i. v. verteilt auf 3 Dosen bei Meningitis 200–400 mg/kg/Tag i. v. verteilt auf 4 Dosen	
Bei Niereninsuffizienz (Erwachsene)	Bei GFR[a] <30 ml/min Reduktion auf 2/3 der Normdosis; bei GFR[a] <20 ml/min auf 1/3 der Normdosis	
Bei Niereninsuffizienz (Kinder)	GFR[a]	Dosis (% der Normaldosis)
	40	100
	20	50 (3 Einzeldosen)
	10	25 (3 Einzeldosen)
	Anurie	15 (1–2 Einzeldosen) bzw. 30 n. HD

Nebenwirkungen

Gastrointestinale Symptome, Durchfall, Exanthem (durchschnittlich 8 %, speziell bei Patienten mit infektiöser Mononukleose und anderen Viruserkrankungen, lymph. Leukämie), Fieber, selten Transaminasenerhöhung, interstitielle Nephritis

Kontraindikationen

Penicillinallergie, infektiöse Mononukleose und chronische lymphatische Leukämie (in > 50 % Exantheme)

[a]Berechnung der GFR nach Cockroft-Gault s. Buchanfang

Ampicillin/Sulbactam	Unacid®
Spektrum	
Grampositive, gramnegative Bakterien, besonders H. influenzae und Acinetobacter, β-Laktamasebildner, Anaerobier	

Dosierungen

– Erwachsene	3–4×0,75–3 g i. v., i. m.
– Kinder ab 2. Lebenswoche	150 mg/kg/Tag i. v. verteilt auf 3–4 Dosen
– Frühgeborene und Neugeborene in der 1. Lebenswoche	75 mg/kg/die i. v. verteilt auf 2 Dosen

Bei Niereninsuffizienz (Erwachsene)	GFR[a]	Max. Dos. (g)	DI (h)
	120	3	6–8
	45	3	6–8
	18	3	12
	8	3	24
	2	3	48

Bei Niereninsuffizienz (Kinder)	GFR[a]	Dosis (% der Normaldosis)
	40	75 (3 Einzeldosen)
	20	50 (2 Einzeldosen)
	10	30 (2 Einzeldosen)
	Anurie	10 (1 Einzeldosis)

Nebenwirkungen

Gastrointestinale Symptome, Durchfall, Exanthem (durchschnittlich 8 %, speziell bei Patienten mit infektiöser Mononukleose und anderen Viruserkrankungen, lymph. Leukämie), Fieber, selten Transaminasenerhöhung, interstitielle Nephritis

Ampicillin/Sulbactam	Unacid®

Kontraindikationen

Penicillinallergie, infektiöse Mononukleose und lymphatische Leukämie (Exanthembildung), Schwangerschaft (sorgfältige Nutzen-Risiko-Abwägung)

Bemerkungen

Das orale Mittel ist als Sultamicillin (Unacid PD®) im Handel Dosierungen:

– Erwachsene und Jugendliche	2 × 375–750 mg p. o.
– Kinder >1 Jahr und <30 kg	50 mg/kg/Tag verteilt auf 2 Dosen

Bei Niereninsuffizienz	GFR[a]	Dos. (g)	DI (h)
	>15	0,375–0,75	12
	5–14	0,375–0,75	24
	<5	0,375–0,75	48

[a]Berechnung der GFR nach Cockroft-Gault s. Buchanfang

Azithromycin	Ultreon®, Zithromax®

Spektrum

Staphylokokken, Streptokokken, Pneumokokken, Corynebacterium diphtheriae, Mykoplasmen, B. pertussis, Legionellen, Chlamydien, H. influenzae, Moraxella catarrhalis, Gonokokken, Borrelia burgdorferi, Campylobacter, relativ häufig resistente Staphylokokken, besonders wirksam gegen gramneg. Keime

Azithromycin	Ultreon®, Zithromax®
Dosierungen	
– Erwachsene	1 × 500 mg p. o., 3 Tage lang. Die Gesamtdosis von 1,5 g (Kinder 30 mg/kg) kann auch über 5 Tage gegeben werden Bei ambulant erworbener Pneumonie und unkomplizierter aszendierender Adnexitis: 1 × 500 mg i. v. über 2 Tage, dann 1 × 500 mg p. o. über 5–8 Tage
– Kinder	1 × 10 mg/kg/Tag 3 Tage
Bei Niereninsuffizienz (Erwachsene und Kinder)	Keine Dosisreduktion erforderlich
Nebenwirkungen	
3–6 % gastrointestinale Nebenwirkungen. Bei hohen Dosen Hörstörungen, Schwindel, Ohrgeräusche, selten Anstieg von Transaminasen, Arrhythmien	
Kontraindikationen	
Stark eingeschränkte Leberfunktion, Überempfindlichkeit gegen Makrolide	
Bemerkungen	
Keine bedeutsamen Wechselwirkungen mit anderen Medikamenten. Bei urogenitalen Chlamydien- oder Gonokokken-infektionen einmalig 1 g Azithromycin in einer Einzeldosis	
[a]Berechnung der GFR nach Cockroft-Gault s. Buchanfang	

Benzathin-Penicillin G	Tardocillin 1200®
Spektrum	
Insbesondere gegen Meningokokken, Pneumokokken, Streptokokken, Gonokokken (Penicillinresistenz bei Pneumokokken S. 27)	

Benzathin-Penicillin G	Tardocillin 1200®
Dosierungen	
– Erwachsene	1–2 × 1,2 Mio. I. E./Monat i. m.
– Kinder und Jugendliche	1 × 1,2 Mio. I. E./Monat i. m.
Bei Niereninsuffizienz (Erwachsene und Kinder)	Keine Dosisanpassung bei Depot-Penicillinen
Nebenwirkungen	
Medikamentenfieber, Exantheme, Anaphylaxie (0,004–0,015 %)	
Kontraindikationen	
Penicillinallergie	

Cefaclor	Infectocef® 125/-250/-500 Saft
Spektrum	
Grampositive (nicht Enterokokken!), gramnegative Bakterien (besonders E. coli, Proteus mirabilis, Klebsiella, Haemophilus), nicht bei Pseudomonas, Serratia, indol-pos. Proteus, Enterobacter, Acinetobacter	
Dosierungen	
– Erwachsene	3 × 0,5 g p. o. (Streptokokken, Pneumokokken) 3 × 1 g p. o. (gramneg. Erreger, S. aureus)
– Kinder (>1. Lebensjahr)	(20–)40 mg/kg/Tag p. o. verteilt auf 3 Dosen
Bei Niereninsuffizienz (Erwachsene und Kinder)	Cefaclor kann bei eingeschränkter Nierenfunktion ohne Dosisanpassung verabreicht werden. Bei Hämodialyse-patienten muss die Normaldosis von Cefaclor nicht verändert werden

Cefaclor	Infectocef® 125/-250/-500 Saft
Nebenwirkungen	
Thrombophlebitis, Exanthem, Fieber, Transaminasenanstieg, Leuko-, Thrombopenie, Anaphylaxie, pos. Coombs-Test, interstitielle Nephritis, besonders in Kombination mit Aminoglykosiden, gastro-intestinale Nebenwirkungen 2–6 %, sehr selten Arthritis	
Kontraindikation	
Cephalosporinallergie	
Bemerkungen	
Bei bekannter anaphylaktischer Reaktion auf Penicillin nicht anwenden. Schlechtere Resorption nach Nahrungsaufnahme	

Cefadroxil	Grüncef®
Spektrum	
Grampositive (nicht Enterokokken!), gramnegative Bakterien (besonders E. coli, Proteus mirabilis, Klebsiella), nicht bei Pseudomonas, Serratia, indol-pos. Proteus, Enterobacter, Acinetobacter	
Dosierungen	
– Erwachsene	2 × 1 g p. o. (Pneumokokken, Streptokokken, S. aureus) 2 × 1(–2) g p. o. (gramnegative Erreger) 1 × 1 g p. o. (Tonsillitis)
– Kinder (>1. Lebensjahr)	50(–100) mg/kg/Tag p. o. verteilt auf 2 Dosen 1 × 30 mg/kg p. o. (Tonsillitis)
– Neugeborene (>1. Lebensmonat)	50 mg/kg/Tag p. o. verteilt auf 2 Dosen

Cefadroxil	Grüncef®		
Bei Nieren-insuffizienz (Erwachsene)	GFR[a]	Max. Dos. (g)	DI (h)
	>50	1,0	12
	25–50	0,5	12
	10–25	0,5	24
	0–10	0,5	36
Bei Nieren-insuffizienz (Kinder)	GFR[a]	Dosis (% der Normaldosis)	
	40	50 (2 Einzeldosen)	
	20	35 (1 Einzeldosis)	
	10	25 (1 Einzeldosis)	
	Anurie	15 (1 Einzeldosis)	

Nebenwirkungen

Thrombophlebitis, Exanthem, Fieber, Eosinophilie, Transaminasen-anstieg, Leuko-, Thrombopenie, Anaphylaxie, pos. Coombs-Test, sehr selten interstitielle Nephritis, besonders in Kombination mit Aminoglykosiden, gastrointestinale Nebenwirkungen 2–6 %

Kontraindikationen

Cephalosporinallergie

Bemerkungen

Bei bekannter anaphylaktischer Reaktion auf Penicilline nicht anwenden. Resorption durch gleichzeitige Nahrungsaufnahme nicht beeinflusst

[a]Berechnung der GFR nach Cockroft-Gault s. Buchanfang

Cefalexin	Cephalexin®

Spektrum

Grampositive (nicht Enterokokken!), gramnegative Bakterien (besonders E. coli, Proteus mirabilis, Klebsiella), nicht bei Pseudomonas, Serratia, indol-pos. Proteus, Enterobacter, Acinetobacter

Dosierungen

– Erwachsene	$2–4 \times 0,5–1$ g p. o.		
– Kinder (>1. Lebensjahr)	50(–100) mg/kg/Tag p. o. verteilt auf 2–4 Dosen		
– Neugeborene	40–60 mg/kg/Tag p. o. verteilt auf 3 Dosen		
Bei Niereninsuffizienz (Erwachsene)	GFR[a]	Max. Dos. (g)	DI (h)
	>30	0,5	4–6
	15–30	0,5	8–12
	4–15	0,5	24
Bei Niereninsuffizienz (Kinder)	GFR[a]	Dosis (% der Normaldosis)	
	40	100	
	20	50 (2 Einzeldosen)	
	10	25 (1 Einzeldosis)	
	Anurie	20 (1 Einzeldosis)	

Nebenwirkungen

Übelkeit, Erbrechen, Durchfall, Allergien. Selten: Eosinophilie, Leukopenie, Transaminasenanstieg, interstitielle Nephritis, Kopfschmerzen

Kontraindikation

Cephalosporinallergie

Cefalexin	Cephalexin®

Bemerkungen

Bei bekannter anaphylaktischer Reaktion auf Penicilline nicht anwenden. Wegen schlechter Wirksamkeit gegen H. influenzae und Moraxella catarrhalis unzureichende Wirksamkeit bei Otitis media und Sinusitis. Resorption durch gleichzeitige Nahrungsaufnahme wenig beeinflusst

[a]Berechnung der GFR nach Cockroft-Gault s. Buchanfang

Cefixim	InfectoOpticef® Saft

Spektrum

Sehr gut wirksam gegen Streptokokken, H. influenzae u. a. gramnegative Keime. Nicht S. aureus, Pseudomonas, Enterokokken

Dosierungen

– Erwachsene	1 × 400 mg p. o. oder 2 × 200 mg p. o.	
– Kinder <12 Jahre	8 mg/kg/Tag p. o. in 1–2 Dosen	
Bei Niereninsuffizienz (Erwachsene)	Bei GFR[a] >20 ml/min keine Dosisanpassung erforderlich, bei GFR[a] <20 ml/min Hälfte der Normaldosis	
Bei Niereninsuffizienz (Kinder)	GFR[a]	Dosis (% der Normaldosis)
	40	100
	20	50 (1 Einzeldosis)
	10	50 (1 Einzeldosis)
	Anurie	50 (1 Einzeldosis)

Cefixim	InfectoOpticef® Saft
Nebenwirkungen	
Übelkeit, Erbrechen, Durchfall, Allergien. Selten: Eosinophilie, Leukopenie, Transaminasenanstieg, Nephrotoxizität, Kopfschmerzen	
Kontraindikation	
Cephalosporinallergie	
Bemerkungen	
Bei bekannter anaphylaktischer Reaktion auf Penicilline nicht anwenden. Nur 40–50 % Resorption	
[a]Berechnung der GFR nach Cockroft-Gault s. Buchanfang	

Cefotaxim	Claforan®
Spektrum	
Sehr gute Wirksamkeit gegen gramnegative Keime außer Pseudomonas aeruginosa, in vitro geringere Wirksamkeit gegen Staphylokokken	
Dosierungen	
– Erwachsene	$2–3 \times 2(–4)$ g i. v.
– Kinder (>1. Lebensjahr)	50(–100) mg/kg/Tag i. v. verteilt auf 2–3 Dosen
– Neugeborene	50–100 mg/kg/Tag i. v. verteilt auf 2 Dosen (auch bei Körpergewicht unter 1200 g)
Bei Niereninsuffizienz (Erwachsene)	Bei GFR[a] 5–10 ml/min Halbierung der Normaldosis; bei GFR[a] <5 ml/min max. 1 g in 2 Dosen

Cefotaxim	Claforan®	
Bei Nieren-insuffizienz (Kinder)	GFR[a]	Dosis (% der Normaldosis)
	40	100
	20	60 (2 Einzeldosen)
	10	50 (2 Einzeldosen)
	Anurie	30 (2 Einzeldosen)

Nebenwirkungen

Gastrointestinale Störungen, Thrombophlebitis, Exanthem, Fieber, Eosinophilie, Transaminasenanstieg, Leuko-, Thrombopenie, Anaphylaxie, pos. Coombs-Test, Nephrotoxizität besonders in Kombination mit Aminoglykosiden

Kontraindikation

Cephalosporinallergie

Bemerkungen

Bei bekannter anaphylaktischer Reaktion auf Penicilline nicht anwenden. Bei schweren Lebererkrankungen sollten andere Antibiotika eingesetzt werden. 1 g Cefotaxim entsprechen 2,1 mmol Natrium

[a]Berechnung der GFR nach Cockroft-Gault s. Buchanfang

Cefpodoximproxetil	Orelox®, Podomexef®

Spektrum

Sehr gute In-vitro-Aktivität gegen grampositive u. gramnegative Erreger, auch H. influenzae; nicht Ps. aeruginosa, Enterokokken, Staphylokokken

Dosierungen

– Erwachsene/Kinder (>12 Jahre)	2 × 100–200 mg p. o.

Cefpodoximproxetil	Orelox®, Podomexef®		
– Kinder (>4. Lebens-woche)	5–12 mg/kg/Tag p. o. verteilt auf 2 Dosen		
Bei Niereninsuffizienz (Erwachsene)	GFR[a]	Max. Dos. (g)	DI (h)
	10–40	0,1–0,2	24
	<10	0,1–0,2	48
	Bei Hämodialyse initial 100–200 mg, dann 100–200 mg nach jeder Dialyse		
Bei Niereninsuffizienz (Kinder)	GFR[a]	Dosis (% der Normaldosis)	
	40	75 (2 Einzeldosen)	
	20	50 (1 Einzeldosis)	
	10	25 (1 Einzeldosis)	
	Anurie	50 n. HD	

Nebenwirkungen

Übelkeit, Erbrechen, Durchfall, Allergien. Selten: Eosinophilie, Leukopenie, Transaminasenanstieg, Kopfschmerzen

Kontraindikation

Cephalosporinallergie

Bemerkungen

Bei bekannter anaphylaktischer Reaktion auf Penicilline nicht anwenden. Resorptionsrate 40–50 % (mit Nahrungsaufnahme erhöht). Nicht bei Neugeborenen <4 Wochen und bei Säuglingen bis 3 Monate mit Niereninsuffizienz

[a]Berechnung der GFR nach Cockroft-Gault s. Buchanfang

Ceftriaxon	Rocephin®

Spektrum

Sehr gute Wirksamkeit gegen gramnegative Keime, außer Ps. aeruginosa, in vitro geringere Wirksamkeit gegen Staphylokokken

Dosierungen

– Erwachsene und Kinder >12 Jahre	1 × 1–2 g i. v., i. m.
– Kinder (>1. Lebensjahr)	20–80 mg/kg/Tag i. v. als Einmaldosis
– Neugeborene (<1. Lebenswoche)	Bis 50 mg/kg/Tag i. v. als Einmaldosis (auch bei Körpergewicht unter 1200 g)
– Neugeborene (>1. Lebenswoche)	20–80 mg/kg/Tag i. v. als Einmaldosis
Bei Niereninsuffizienz (Erwachsene)	Bei mäßiger Nierenfunktionseinschränkung ist keine Dosisreduktion notwendig. Erst bei GFR[a] <10 ml/min eine Tagesdosis von 1 bis max. 2 g nicht überschreiten

Bei Niereninsuffizienz (Kinder)	GFR[a]	Dosis (% der Normaldosis)
	40	100
	20	100
	10	80 (1 Einzeldosis)
	Anurie	50 (1 Einzeldosis) bzw. 100 n. HD

Nebenwirkungen

Gastrointestinale Störungen, Thrombophlebitis, Exanthem, Fieber, Eosinophilie, Transaminasenanstieg, Leuko-, Thrombopenie, Anaphylaxie, pos. Coombs-Test, selten Kreatininanstieg, reversible Ausfällungen in Galle und Nieren, in seltenen Fällen mit klinischen Symptomen (Schmerzen!)

Ceftriaxon	Rocephin®
Kontraindikation	
Cephalosporinallergie	
Bemerkungen	
Bei bekannter anaphylaktischer Reaktion auf Penicilline nicht anwenden. Bei gleichzeitigen Nieren- und Leberschäden ist die Blutplasmakonzentration regelmäßig zu kontrollieren, bei schweren Lebererkrankungen sollten andere Antibiotika eingesetzt werden. Hohe β-Laktamasestabilität	

[a]Berechnung der GFR nach Cockroft-Gault s. Buchanfang

Cefuroximaxetil	Elobact®, Cefuroxim-saar®
Spektrum	
Grampositive (nicht Enterokokken!), gramnegative Bakterien (besonders E. coli, Proteus mirabilis, Klebsiella, Borrelia burgdorferi), nicht bei Pseudomonas, Serratia, indol-pos. Proteus, Enterobacter, Acinetobacter, sehr gut wirksam gegen H. influenzae und Moraxellen	
Dosierungen	
– Erwachsene und Kinder >12 Jahre	2 × 125–500 mg p. o.
– Kinder (ab 3. Lebensmonat)	20–30 mg/kg/Tag p. o. verteilt auf 2 Dosen
Bei Niereninsuffizienz (Erwachsene)	Kann bei allen Graden der Nierenfunktionseinschränkung ohne Dosisanpassung gegeben werden, sofern die Tagesdosis von 1 g nicht überschritten wird

Cefuroximaxetil	Elobact®, Cefuroxim-saar®	
Bei Nieren-insuffizienz (Kinder)	GFRa	Dosis (% der Normaldosis)
	40	100
	20	50 (1 Einzeldosis)
	10	33 (1 Einzeldosis)
	Anurie	25 (1 Einzeldosis)

Nebenwirkungen

Thrombophlebitis, Exanthem, Fieber, Eosinophilie, Transaminasen-anstieg, Leuko-, Thrombopenie, Anaphylaxie, pos. Coombs-Test, gastrointestinale Nebenwirkungen 2–6 %

Kontraindikation

Cephalosporinallergie

Bemerkungen

Cefuroxim oral hat nahrungsabhängig eine Bioverfügbarkeit von etwa 35–50 %
Cefuroxim oral triggert die Bildung von ESBL und C. diff.
Aufgrund der schlechten Bioverfügbarkeit besteht die Gefahr einer Unterdosierung in der Sequenztherapie. Durch die Dosierungsunterschiede der beiden Darreichungsformen liegt der mit der oralen Form erreichbare Spiegel im Vergleich zur parentalen Form nur bei etwa 10 %. Deshalb eignet sich der Wirkstoff Cefuroxim nicht für eine Oralisierung nach voraus-gegangener parentaler Therapie. Bitte beachten, dass die beiden Darreichungsformen vollkommen unterschiedliche Indikationen haben.
Bei bekannter anaphylaktischer Reaktion auf Penicilline nicht anwenden. Resorption nach Mahlzeiten am besten (50–60 %)

aBerechnung der GFR nach Cockroft-Gault s. Buchanfang

Ciprofloxacin	Ciprobay®

Spektrum

Nahezu alle grampositive u. gramnegative Erreger einschl. H. influenzae, Salmonellen, Shigellen, Yersinia, Campylobacter, Neisserien, Legionellen, Ps. aeruginosa; nicht Anaerobier. Nur mäßige Wirksamkeit gegen Enterokokken, Streptokokken, Pneumokokken, Staphylokokken

Dosierungen

– Erwachsene	2 × 0,1–0,75 g p. o. 2 × 200 mg bis 3 × 400 mg i. v.
– Kinder (>5. Lebensjahr)	30 mg/kg/Tag i. v. verteilt auf 3 Dosen (max. 1,2 g/Tag) 30–40 mg/kg/Tag p. o. verteilt auf 2 Dosen (max. 1,5 g/Tag)
Bei Niereninsuffizienz (Erwachsene)	Bei GFR[a] ≤60 ml/min max. 1 g/Tag p. o. bzw. 800 mg/Tag i. v.; bei GFR[a] ≤30 ml/min max. 500 mg/Tag p. o. bzw. 400 mg/Tag i. v.

Bei Nieren-insuffizienz (Kinder)	GFR[a]	Dosis (% der Normaldosis)
	40	100
	20	50 (1 Einzeldosis)
	10	50 (1 Einzeldosis)
	Anurie	33 (1 Einzeldosis)

Nebenwirkungen

Gastrointestinale Beschwerden, Störungen des ZNS (z. B. Sehstörungen, Schwindel, Krämpfe, Schlaflosigkeit, psychotische Störungen), Allergien, Gelenkschmerzen, Veränderungen von Blutbild und Laborwerten, interstitielle Nephritis

Kontraindikationen

Schwangerschaft und Stillperiode, Kinder und Heranwachsende (Ausnahme: Mukoviszidose)

Ciprofloxacin	Ciprobay®

Bemerkungen

Resistenzzunahme v. a. bei S. aureus und Ps. aeruginosa. Einzige Indikation bei Kindern und Jugendlichen: Atemweginfektionen bei Mukoviszidose. Bei Leberinsuffizienz keine Dosisanpassung erforderlich. Bei Patienten mit Epilepsie und anderen Vorschädigungen des ZNS sorgfältige Nutzen-Risiko-Abwägung; orale Bioverfügbarkeit 70–80 %

[a]Berechnung der GFR nach Cockroft-Gault s. Buchanfang

Clarithromycin	Klacid®

Spektrum

Grampositive und gramnegative Erreger, insbesondere Staphylokokken, Streptokokken (nur bei Penicillinallergie), Pneumokokken, Corynebact. diphtheriae, Mykoplasmen, B. pertussis, Legionellen, Chlamydien, Campylobacter, Mycobacterium avium; in vitro bessere Wirksamkeit als Erythromycin

Dosierungen

– Erwachsene	2 × 500 mg i. v. 2 × 250–500 mg p. o.
– Kinder	15 mg/kg/Tag p. o. verteilt auf 2 Dosen
Bei Nieren-insuffizienz (Erwachsene)	Bei mäßig eingeschränkter Nierenfunktion ist keine Dosisreduktion nötig. Erst bei einer GFR[a] von <30 ml/min soll die Dosis um die Hälfte reduziert werden. Die Gesamttherapiedauer sollte 2 Wochen nicht überschreiten. Die Gesamtdosis sollte 250 mg/Tag (Einzeldosis) nicht überschreiten

Clarithromycin	Klacid®	
Bei Nieren-insuffizienz (Kinder)	GFR[a]	Dosis (% der Normaldosis)
	40	100
	20	50 (2 Einzeldosen)
	10	50 (2 Einzeldosen)
	Anurie	keine Angaben
Nebenwirkungen		
Gelegentlich gastrointestinale Beschwerden, selten Überempfind-lichkeitsreaktionen, sehr selten Leberfunktionsstörungen und Herzrhythmusstörungen bei verlängertem QT-Intervall		
Kontraindikation		
Stark eingeschränkte Leberfunktion, Überempfindlichkeit gegen Makrolide; gleichzeitige Gabe von Cisaprid, Pimozid, Terfenadin oder Astemizol		
[a]Berechnung der GFR nach Cockroft-Gault s. Buchanfang		

Clindamycin	Sobelin®
Spektrum	
Streptokokken, Pneumo-kokken, Staphylokokken, Bacteroides fragilis (ca. 9 % Resistenz!) u. a. Anaerobier	
Dosierungen	
– Erwachsene	3–4 × 150–450 mg p. o. 3–4 × 200–600 mg i. v.
– Kinder (>4 Wochen)	8–25 mg/kg/Tag p. o. verteilt auf 3–4 Dosen 15–40 mg/kg/Tag i. v. verteilt auf 3–4 Dosen

Clindamycin	Sobelin®
Bei Niereninsuffizienz (Erwachsene und Kinder)	Clindamycin hat bei eingeschränkter Nierenfunktion keine verlängerte Halbwertszeit und kann in Normdosierung unabhängig von der Nierenfunktion gegeben werden. Bei einer GFR[a] <10 ml/min wird auf eine mögliche Kumulation von Clindamycin hingewiesen

Nebenwirkungen

Pseudomembranöse Enterokolitis, Exanthem, Leukopenie, Transaminasenanstieg, bis 20 % Diarrhoe, Thrombophlebitis, selten allergische Reaktionen

Kontraindikationen

Überempfindlichkeit gegen Lincosamide, parenteral bei jungen Säuglingen (viel Benzylalkohol als Konservierungsmittel)

Bemerkungen

Ein Mittel der Wahl bei Anaerobierinfektion. Nicht unverdünnt injizieren

[a]Berechnung der GFR nach Cockroft-Gault s. Buchanfang

Cotrimoxazol	Eusaprim®

Spektrum

Pneumokokken, Staphylokokken, Gonokokken, E. coli, Salmonellen, Shigellen, Klebsiellen, Proteus, Pneumocystis jeroveci (carinii). Nicht: Enterokokken, Streptokokken und Pseudomonas

Dosierungen

– Erwachsene	2 × 160 mg TMP/800 mg SMZ p. o.

Cotrimoxazol	Eusaprim®	
– Kinder (6–12 Jahre)	160 mg TMP/800 mg SMZ p. o. verteilt auf 2 Dosen	
– Kinder (>6 Monate)	80 mg TMP/400 mg SMZ p. o. verteilt auf 2 Dosen	
– Säuglinge (>6 Wochen)	40 mg TMP/200 mg SMZ p. o. verteilt auf 2 Dosen	
Bei Nieren-insuffizienz (Erwachsene)	GFR[a]	Dosis
	>30	Standarddosis
	15–30	1/2 Standarddosis, Kontroll-analyse[1]
	<15	Kontraindiziert
	[1]Die Plasmakonzentration an SMZ sollte 12 h nach Einnahme am 3.Behandlungstag kontrolliert werden. Die Behandlung ist abzu-brechen, wenn die Plasmakonzentration des Sulfamethoxazols auf über 150 µg/ml ansteigt	
Bei Nieren-insuffizienz (Kinder)	GFR[a]	Dosis (% der Normaldosis)
	40	100
	20	100 für 3 Tage, dann 20 (1 Einzeldosis)
	10	Kontraindiziert
	Anurie	Kontraindiziert
Nebenwirkungen		
Steven-Johnson-Syndrom, selten Allergie, gastrointestinale Symptome, Thrombopenie, Leukopenie, Agranulozytose; ernste Nebenwirkungen häufiger bei Patienten >60 Jahre		

Cotrimoxazol	Eusaprim®

Kontraindikationen

Sulfonamidüberempfindlichkeit, 1. Lebensmonat, akute Hepatitis, einige Hämoglobinopathien, megaloblastäre Anämie durch Folsäuremangel, Blutdyskrasien, hochgradige Niereninsuffizienz, schwere Leberschäden

Bemerkungen

Gehört zu Mitteln der ersten Wahl bei Harnwegsinfektionen, Shigellose, Nokardiose, Typhus-, Paratyphus-Dauerausscheidern, Typhus abdominalis, Paratyphus A + B. Bei i. v.-Gabe Anweisungen der Hersteller beachten. Neue TMP/Sulfonamid-Kombinationen bringen keine nennenswerten Vorteile. Kombinationspartner Trimethoprim als Einzelstoff im Handel (InfectoTrimet) zur Behandlung unkomplizierter Zystitiden: Dosierung: Kdr.(<12J.) 2×3mg/kg KG; Kdr. (ab 12J.) u. Erw.: 2× 150-200mg p. o. Dosisreduktion bei schweren Lebererkrankungen-Pneumocystis-jeroveci-(carinii-)Pneumonie: 4- bis 5fache Norm-dosis (20 mg/kg TMP/100 mg/kg SMZ); die ersten 48 h i. v.

[a]Berechnung der GFR nach Cockroft-Gault s. Buchanfang

Doxycyclin	Doxy-M-ratiopharm® Doxycyclin-Heumann

Spektrum

Grampos., gramneg. Erreger, Mykoplasmen, Chlamydien, ca. 50 % Bacteroides. Nicht: Proteus-Spezies, Ps. aeruginosa, relativ häufig Resistenzen bei Pneumokokken, Streptokokken, Staphylokokken und gramneg. Keimen

Dosierungen

– Erwachsene	2 × 100 mg p. o., i. v. (nur bei leichten Infektionen ab 2. Tag: 1 × 100 mg/Tag)
– Kinder (>8. Lebensjahr)	4 mg/kg/Tag p. o., i. v. verteilt auf 2 Dosen am 1. Tag; ab 2. Tag 2 mg/kg/Tag

Doxycyclin	Doxy-M-ratiopharm® Doxycyclin-Heumann
Bei Nieren-insuffizienz (Erwachsene und Kinder)	Doxycyclin kann in den seltenen Fällen, in denen ein Tetracyclin indiziert ist, verwendet werden. Bei der üblichen Dosierung von 200 mg am 1. Tag und 100 mg täglich kommt es auch bei Niereninsuffizienz zu keiner Kumulation an aktiver Substanz. Wenn irgend möglich, ist die Behandlung bei i. v.-Applikation auf etwa 2 Wochen zu beschränken

Nebenwirkungen

Gastrointestinale Nebenwirkungen, Exantheme, selten Anaphylaxie, Hepatotoxizität, Pseudotumor cerebri, Nephrotoxizität, weniger Zahnverfärbung und Photosensibilität als bei Tetracyclin

Kontraindikationen

Schwangerschaft, bei Kindern <8 Jahren nur bei vitaler Indikation, schwere Leberfunktionsstörung

Erythromycin	Erythrocin®

Spektrum

Grampositive Erreger, insbesondere Staphylokokken, Streptokokken, Pneumokokken, Corynebacterium diphtheriae, Mykoplasmen, B. pertussis, Legionellen, Chlamydien, Campylobacter, relativ häufig resistente Staphylokokken und H. influenzae

Dosierungen

– Erwachsene	3–4×250–500 mg p. o., i. v. (max. 4 g/Tag)
– Kinder (>1. Lebensjahr)	20–50 mg/kg/Tag p. o. bzw. 15–20 mg/kg/Tag i. v. verteilt auf 2–4 Dosen

Erythromycin	Erythrocin®
Bei Nieren-insuffizienz (Erwachsene)	Bei mäßig eingeschränkter Nierenfunktion ist keine Dosisreduktion nötig. Bei Anurie sollten die Dosierungsintervalle auf das 2- bis 3fache vergrößert werden. Die Gesamttherapiedauer sollte 2–3 Wochen nicht überschreiten

Bei Nieren-insuffizienz (Kinder)	GFR[a]	Dosis (% der Normaldosis)
	40	100
	20	100
	10	60 (3 Einzeldosen)
	Anurie	60 (3 Einzeldosen)

Nebenwirkungen

Gastrointestinale Nebenwirkungen, sehr selten Allergie, Leber-schäden, Hörschäden, ventrikuläre Arrhythmien bei verlängertem QT-Intervall; Dosis vor allem von Erythromycin-Estolat in der Schwangerschaft und bei Lebererkrankungen reduzieren

Kontraindikationen

Überempfindlichkeit gegen Makrolide; Therapie mit Terfenadin, Cisaprid, Pimozid oder Carbamazepin

[a]Berechnung der GFR nach Cockroft-Gault s. Buchanfang

Ethambutol	EMB-Fatol®

Spektrum

M. tuberculosis, M. kansasii, M. avium-intracellulare

Dosierungen

– Erwachsene und Kinder >10 Jahre	20–25 mg/kg/Tag p. o. in 1 Dosis

Ethambutol	EMB-Fatol®	
– Kinder >5 Jahre	25 mg/kg/Tag p. o. in 1 Dosis	
– Kinder 0–5 Jahre	30 mg/kg/Tag p. o. in 1 Dosis	
Bei Nieren-insuffizienz (Erwachsene)	GFR[a] 30–80 ml/min: 25 mg/kg/tgl.; GFR[a] < 30–10 ml/min: 25 mg/kg 3 ×/ Woche; GFR[a] <10 ml/min: 25 mg/kg 2 ×/ Woche	
Bei Nieren-insuffizienz (Kinder)	GFR[a]	Dosis (% der Normaldosis)
	40	60 (1 Einzeldosis)
	20	30 (1 Einzeldosis)
	10	Spiegelbestimmung[1]
	Anurie	Spiegelbestimmung[1]
	[1]Spitzenspiegel 2–5 µg/ml	

Nebenwirkungen

Opticusneuritis, zentrale Skotome, periphere Neuropathie, Kopf-schmerzen, anaphylaktoide Reaktionen

Kontraindikationen

Vorschädigung des N. opticus, Kleinkinder

Bemerkungen

1-mal monatl. augenärztliche Untersuchung, vor allem Rotgrün-unterscheidung und Gesichtsfeldeinengung; bei Kindern unter 10 Jahren wird empfohlen, Ethambutol nicht einzusetzen, da hier die Visuskontrolle nicht zuverlässig durchzuführen ist; inter-mittierende Gabe von 45–50 mg/kg 2-mal wöchentlich ist eben-falls möglich; bei Kombination mit Rifampicin kann nach initialer Volldosis für die Langzeitapplikation eine Dosis von 15 mg/kg/ Tag erwogen werden

[a]Berechnung der GFR nach Cockroft-Gault s. Buchanfang

Fidaxomicin	Dificlir®
Spektrum	
Clostridium difficile	
Dosierungen	
– Erwachsene	2 × 200 mg p. o.
Bei Niereninsuffizienz (Erwachsene und Kinder)	
Keine Dosisreduktion erforderlich	
Nebenwirkungen	
Erbrechen, Übelkeit und Obstipation. Gelegentliche Appetit-abnahme, Schwindelgefühl, Kopfschmerz, Geschmacksstörung, Völlegefühl, Flatulenz, Mundtrockenheit, Hautausschlag, Juckreiz	
Kontraindikationen	
Überempfindlichkeit gegenüber Fidaxomicin	

Flucloxacillin	FLUCLOX Stragen®, Flucloxacillin-Altamedics®
Spektrum	
Staphylokokken, Streptokokken, Corynebacterium diphtheriae, N. meningitidis, Bacillus-Spezies	
Dosierungen	
– Erwachsene	3–4 × 0,5–1 g p. o., i. m., i. v. (–12 g/Tag), bei p. o.-Gabe ca. 1 h vor dem Essen
– Kinder (10–14 Jahre)	1,5–2 g/Tag p. o., i. v., i. m. in 3–4 Dosen
– Kinder (6–10 Jahre)	0,75–1,5 g/Tag p. o., i. m. in 3–4 Dosen
– Früh-, Neugeborene, Kleinkinder	40–50(–100) mg/kg/Tag p. o., i. v., i. m. in 3 Dosen

Flucloxacillin	FLUCLOX Stragen®, Flucloxacillin-Altamedics®		
Bei Niereninsuffizienz (Erwachsene, p. o.-Dosierungen)	GFR[a]	Max. Dos. (g)	DI (h)
	120	2,0	6
	45	2,0	6
	18	1,5	6
	8	1,5	8
	2	1,0	8
	0,5	2,0	24[1]
	[1]2–3 Hämodialysen/Woche werden in diesen Fällen als erforderlich vorausgesetzt. 1 Normaldosis initial		
Bei Niereninsuffizienz (Kinder)	GFR[a]	Dosis (% der Normaldosis)	
	40	100	
	20	75 (3 Einzeldosen)	
	10	50 (3 Einzeldosen)	
	Anurie	25 (1 Einzeldosis)	

Nebenwirkungen

Durchfall, Fieber, Exanthem, Hb-Abfall, Leukopenie, Transaminasenanstieg. Selten interstitielle Nephritis (Hämaturie), Eosinophilie

Kontraindikation

Penicillinallergie

Bemerkungen

Penicillinasefestes Penicillin der Wahl. Bei Kindern sollte die i. m.-Einzelgabe 33 mg/kg, bei Erwachsenen 2 g nicht überschreiten

[a]Berechnung der GFR nach Cockroft-Gault s. Buchanfang

Fluconazol	Diflucan®, Fungata®,Flunazul®

Spektrum

Cryptococcus neoformans, Candida-Spezies (nicht bei C. krusei), Microsporum canis; keine Wirkung gegen Aspergillus-Spezies

Dosierungen

– Erwachsene	Initialdosis von $1 \times 400(-800$, bei schweren Infektionen, Neutropenie – 1600) mg, dann $1 \times 200-400$ mg/Tag p. o. (bei C. glabrata 1×800 mg/Tag [Resistenztestung!] oder als Kurzinfusion bei Systemmykosen). Bei schweren parenchymatösen Infektionen (z. B. Pneumonie) 800 mg/Tag i. v. die ersten 3 Tage. Schleimhautbehandlung, Prophylaxe: 100–200 mg/Tag oder 200 mg 3×/Woche p. o., bei Hochrisikopatienten (Neutropenie, Organtransplantation etc.) 400 mg/Tag p. o. Vaginaler Soor: einmalige Gabe von 150 mg p. o.
– Kinder	3–6 mg/kg/Tag p. o. oder als Kurzinfusion; bei lebensbedrohlicher Infektion bis 12 mg/kg/Tag i. v. Dosierungsintervalle (nach Alter) <2 Wochen 72 h; 2–4 Wochen 48 h; > 4 Wochen tgl. Gabe

Bei Niereninsuffizienz (Erwachsene)	GFR[a]	Max. Dos. (mg)	DI (h)
	>50	200–400	24
	11–50	100–200	24
	Dialyse	200–400 nach jeder Dialyse	

Fluconazol	Diflucan®, Fungata®,Flunazul®	
Bei Nieren-insuffizienz (Kinder)	GFR[a]	Dosis (% der Normaldosis)
	40	50 (1 Einzeldosis)
	20	80 alle 48 h
	10	100 alle 72 h
	Anurie	100 n. HD

Nebenwirkungen

Gastrointestinale Symptome, Exantheme, ZNS-Symptome (Schwindel, Krämpfe u. a.), selten Leberfunktionsstörungen, Leukozytopenie, Thrombozytopenie

Kontraindikationen

Schwangerschaft und Stillzeit, schwere Leberfunktionsstörung, Therapie mit Terfenadin und Cisaprid

Bemerkungen

Bei Kindern unter 16 Jahren soll Fluconazol nur angewendet werden, wenn der behandelnde Arzt dies für erforderlich hält. Selektion resistenter Candida-Spezies vorzugsweise bei AIDS-Patienten unter kontinuierlicher Langzeitanwendung. Gute Resorption bei oraler Gabe (Magensaft-pH-unabhängig). Sehr gute Liquorgängigkeit, daher gut geeignet zur Suppressionstherapie der Kryptokokkose bei AIDS-Patienten (für die Primärtherapie der Kryptokokken-Meningitis ist Amphotericin B in Kombination mit Flucytosin besser)

[a]Berechnung der GFR nach Cockroft-Gault s. Buchanfang

Fosfomycin	Fosfuro, Monuril® 3000

Spektrum

Staphylokokken, Streptokokken, Gonokokken, E. faecalis, H. influen-zae, E. coli, Proteus mirabilis, P. aeruginosa und Serratia marcescens

Dosierungen

– Erwachsene Frauen (12–65 Jahre)   Einzeldosis 1 × 3 g p. o.

Nebenwirkungen

Gastrointestinale Symptome, Hautreaktion

Kontraindikationen

Schwangerschaft und Stillzeit, Kinder <12 Jahre

Bemerkungen

Indikation nur für akute unkomplizierte Zystitis bei Frauen vom 12.–65. Lj.

[a]Berechnung der GFR nach Cockroft-Gault s. Buchanfang

Isoniazid (INH)	Isozid®

Spektrum

M. tuberculosis, M. kansasii

Dosierungen

– Erwachsene   5 mg/kg/Tag, max.300 mg/Tag in 1 Dosis p. o. bzw. i. v.

Isoniazid (INH)	Isozid®	
– Kinder	0–5 Jahre	10–9 mg/kg
	6–9 Jahre	8–7 mg/kg
	10–14 Jahre	7–6 mg/kg
	15–18 Jahre	6–5 mg/kg
	max. 300 mg/Tag	
Bei Nieren-insuffizienz (Erwachsene und Kinder)	INH wird unabhängig von der Nierenfunktion aus dem Serum eliminiert, d. h. die biologische Halbwertszeit ist auch bei anurischen Patienten nicht verlängert. Auch bei Einschränkung der Nierenfunktion wird eine Tagesdosis von 5 mg/kg Körpergewicht verabreicht	

Nebenwirkungen

Periphere Neuropathie, selten Krämpfe, Neuritis nervi optici, Enzephalopathie, Psychosen, häufig Hepatitis (mit zunehmendem Lebensalter häufiger, durchschnittl. ca. 1–2 %), Fieber, allergische Hauterscheinungen, Leukopenie

Kontraindikationen

Akute Hepatitis, Psychosen, Epilepsie, Alkoholabhängigkeit, Gerinnungsstörungen, periphere Neuritis

Bemerkungen

Überwachung der Leberfunktion (Transaminasen), Anstieg bei 20–30 % der Patienten. Absetzen von INH, wenn Transaminasen >100–150 U/l

Itraconazol	Sempera®

Spektrum

Breites Wirkspektrum gegen viele Pilzarten, sehr gut wirksam gegen Aspergillus-Arten

Itraconazol	Sempera®
Dosierungen	
– Erwachsene	1–2 × 200 mg p. o. mit einer Mahlzeit, schwere Infektion: Loading dose von 3 × 200 mg p. o. für 4 Tage, dann 2 × 200 mg p. o. 2 × 200 mg i. v. für 2 Tage, dann 1 × 200 mg i. v.
Bei Niereninsuffizienz	Eine Dosisreduzierung ist bei verschiedenen Graden der Niereninsuffizienz nicht erforderlich. Auch bei Dialysepatienten braucht keine Dosisänderung zu erfolgen

Nebenwirkungen

Übelkeit, Erbrechen, Schmerzen, Schwindel, Exanthem, Allergien, Transaminasenanstieg, Hypokaliämie. Bei hoher Dosierung (600 mg/Tag) Hypertension, schwere Hypokaliämie, Nebennierenrindeninsuffizienz

Kontraindikationen

Schwangerschaft und Stillperiode, Kinder und Jugendliche unter 18 Jahre, schwere Leberfunktionsstörungen

Bemerkungen

Gut verträgliches Azolderivat mit breitem antimykotischen Wirkspektrum. Schlechte Penetration in den Liquor. Itraconazol verlangsamt die Ausscheidung von Cyclosporin, Digoxin, Phenytoin und Warfarin; die Metabolisierung durch INH, Rifampicin, Phenobarbital, Carbamazepin wird dagegen beschleunigt

Levofloxacin	Tavanic®

Spektrum

Nahezu alle grampositiven und gramnegativen Erreger, einschl. Pneumokokken, Streptokokken, E. faecalis, Staphylokokken, Chlamydien, Mycoplasma pneumoniae, Legionellen, H. influenzae, Ps. aeruginosa; nur mäßig wirksam gegen Anaerobier

Dosierungen

– Erwachsene	$1-2\times250-500$ mg p. o., i. v.
Bei Niereninsuffizienz (Erwachsene)	GFR[a] 50–20 ml/min: Normaldosis am 1. Tag, danach halbierte Einzeldosis; GFR[a] <20 ml/min: Normaldosis am 1. Tag, dann 1/4 der Erstdosis als Erhaltungsdosis

Nebenwirkungen

Gastrointestinale Beschwerden, Kopfschmerzen, Benommenheit, Schwindel, Schläfrigkeit, Photosensibilisierung, Tendinitis, Transaminasenanstieg

Kontraindikationen

Schwangerschaft und Stillperiode, Epilepsie, Sehnenbeschwerden nach früherer Anwendung von Fluorochinolonen, Kinder und Heranwachsende, Chinolon-Überempfindlichkeit

Bemerkungen

Keine klinisch relevanten Wechselwirkungen mit Theophyllin; Vorsicht bei gleichzeitiger Gabe von Medikamenten, die die Krampfschwelle herabsetzen

[a]Berechnung der GFR nach Cockroft-Gault s. Buchanfang

Linezolid	Zyvoxid®

Spektrum

Staphylokokken (einschließlich MRSA, MRSE und GISA), Streptokokken (einschl. penicillinresistente Pneumokokken), Enterokokken (einschl. VRE) u. a. grampositive Erreger

Dosierungen

– Erwachsene	2×600 mg p. o., i. v.
Bei Niereninsuffizienz	Keine Dosisanpassung erforderlich

Nebenwirkungen

Vorwiegend gastrointestinale Nebenwirkungen (Übelkeit, Diarrhoe) und Kopfschmerzen in schwacher bis mittelgradiger Ausprägung, Candidiasis, Pilzinfektionen, Geschmacksstörungen (metallischer Geschmack); in einzelnen Fällen reversible Anämie, Thrombozytopenie; periphere und/oder optische Neuropathie

Kontraindikationen

Überempfindlichkeit gegen Linezolid oder einen der Inhaltsstoffe, Einnahme von MAO-Hemmern A oder B bzw. innerhalb von 2 Wochen nach Einnahme entsprechender Präparate; unkontrollierte Hypertonie, Phäochromozytom, Karzinoid, Thyreotoxikose, bipolare Depression, schizoaffektive Störung, akute Verwirrtheitszustände; Einnahme von Serotonin-Wiederaufnahme-Hemmern, trizyklischen Antidepressiva, Sympathomimetika

Bemerkungen

Neuartiger Wirkmechanismus, vollständige Bioverfügbarkeit nach oraler Applikation, wöchentliche Blutbildkontrollen v. a. bei prädisponierten Patienten für Anämie und Thrombozytopenie. Bei Therapien >28 Tage Überwachung der Augenfunktion. Keine Kreuzresistenz zu anderen Antibiotika, Resistenzinduktion in vitro selten und langsam; bislang wenig Erfahrung bei Langzeittherapie >4 Wochen

Metronidazol	Metronidazol 400 mg Drosapharm® Metrobidazol Rotexmedica-Infusionslösung

Spektrum

Anaerobier (Bacteroides fragilis, Clostridien und anaerobe Kokken), Trichomonaden, Lamblien, Amöben

Dosierungen

– Erwachsene	2–3 × 400 mg p. o. 2–3 × 500 mg i. v.
– Kinder (<12 Jahre)	20–30 mg/kg/Tag i. v. verteilt auf 2 Dosen 20–30 mg/kg/Tag p. o. verteilt auf 2–3 Dosen
Bei Nieren-insuffizienz (Erwachsene)	Es kommt zu keiner signifikanten Ver-längerung der Halbwertszeit. Bei Serum-kreatinin ≥10 mg% und bei GFR[a] unter 10 ml/min sollte jedoch nur 1 Einzeldosis (400 mg p. o., 500 mg i. v.) alle 12 h gegeben werden. Die Behandlungsdauer sollte 10 Tage nicht überschreiten

Bei Nieren-insuffizienz (Kinder)	GFR[a]	Dosis (% der Normaldosis)
	40	100 (3 Einzeldosen)
	20	100 (3 Einzeldosen)
	10	50 (2 Einzeldosen)
	Anurie	50 (2 Einzeldosen)

Nebenwirkungen

Gastrointestinale Nebenwirkungen, Geschmackssensationen. Neuropathie, Leukopenie, Kopfschmerzen, Ataxie; Transaminasen-anstieg, Alkoholunverträglichkeit

Metronidazol	Metronidazol 400 mg Drosapharm® Metrobidazol Rotexmedica-Infusionslösung

Kontraindikationen

Überempfindlichkeit gegen Metronidazol; im 1. Trimenon der Schwangerschaft nur bei vitaler Indikation (2. und 3. Trimenon nach Nutzen-Risiko-Abwägung)

Bemerkungen

Bei schwerer Leberinsuffizienz Nutzen-Risiko-Abwägung; hoher Na-Gehalt der i. v.-Lösung

[a]Berechnung der GFR nach Cockroft-Gault s. Buchanfang

Minocyclin	Minocyclin®

Spektrum

Grampositive, gramnegative Erreger, Mykoplasmen, Chlamydien, Borrelien, Coxiella burnetii, nicht: Proteus-Spezies, Ps. aeruginosa, Nocardia asteroides, relativ häufig Resistenzen bei Pneumokokken, Streptokokken, Staphylokokken und gramnegativen Keimen

Dosierungen

– Erwachsene	Initial 200 mg, dann 12-stdl. 100 mg p. o.
– Kinder (>8. Lebensjahr)	Initial 4 mg/kg, dann 12-stdl. 2 mg/kg p. o.
Bei Niereninsuffizienz (Erwachsene und Kinder)	Bei Minocyclin ist eine Dosisreduktion bei Patienten mit Niereninsuffizienz nicht erforderlich. Eine Herabsetzung der Dosis von Minocyclin sollte höchstens bei extremer Niereninsuffizienz in Betracht gezogen werden

Minocyclin	Minocyclin®
Nebenwirkungen	
Gastrointestinale Nebenwirkungen, Exantheme, phototoxische Reaktionen, selten Anaphylaxie, Zahnverfärbung, Hepatotoxizität, Pseudotumor cerebri, negative Stickstoffbilanz (Harnstoff-N-Anstieg), relativ häufig vestibuläre Nebenerscheinungen (Schwindel, Ataxie 5–7 %, häufiger bei Frauen, höhere Blutspiegel als bei Männern)	
Kontraindikationen	
Schwangerschaft, bei Kindern <8 Jahren nur bei vitaler Bedrohung	

Moxifloxacin	Avalox®
Spektrum	
Nahezu alle grampositiven und gramnegativen Erreger und Anaerobier; besonders hohe Wirksamkeit gegen Atemwegserreger (Pneumokokken, H. influenzae, Moraxellen, Chlamydien, Mykoplasmen, Legionellen); schwache Wirksamkeit gegen Ps. Aeruginosa	
Dosierungen	
– Erwachsene	1 × 400 mg p. o.
Bei Niereninsuffizienz (Erwachsene)	Keine Dosisanpassung notwendig
Nebenwirkungen	
Gastrointestinale Beschwerden, Benommenheit, QT-Streckenverlängerung bei Patienten mit bestehender Hypokaliämie oder Hypokalzämie, Geschmacksstörungen, Anstieg von Leberwerten	

Moxifloxacin	Avalox®

Kontraindikationen

Schwangerschaft und Stillperiode, Kinder und Heranwachsende, QT-Intervallverlängerung, symptomatische Herzrhythmusstörungen in der Vorgeschichte; mangels pharmakokinetischer Daten kontraindiziert bei eingeschränkter Leberfunktion

Bemerkungen

Keine Wechselwirkungen mit Theophyllin, keine Photosensibilisierung

Nitrofurantoin	Furadantin®

Spektrum

– Staphylokokken, Streptokokken, Enterokokken, E. coli, Klebsiellen, Enterobacter
– Nitrofurantoin wirkt nicht gegen Proteus spp

Dosierungen

– Erwachsene	$2–3 \times 100$ mg p. o.
Bei Niereninsuffizienz	Kontraindikation

Nebenwirkungen

Übelkeit, Erbrechen, Lungeninfiltrationen, allergisches Lungenödem, Photosensibilität, Neuropathie, Kopfschmerzen, Schwindel, selten Leukopenie, Anämie, Allergie

Kontraindikationen

Eingeschränkte Nierenfunktion (GFR[a] <50 ml/min), Schwangerschaft und Neugeborene bis zum 2. Lebensmonat, Disposition zu Leberschäden

Nitrofurantoin	Furadantin®

Bemerkungen

Nur für Harnwegsinfektionen zugelassen. Im Vergleich zu anderen Antibiotika überdurchschnittlich hohe Resistenzentwicklung bei Pseudomonas und Staphylokokken. Bei schweren Lebererkrankungen sollten andere Antibiotika eingesetzt werden

[a]Berechnung der GFR nach Cockroft-Gault s. Buchanfang

Nitroxolin	Nilox®, Nitroxolin forte®

Spektrum
– Nitroxolin-empfindlichen Harnwegsinfektionserreger (Bakterien und Sprosspilze)n

Dosierungen

– Erwachsene Akut Chronisch	3 × 150–250 mg 1 × 250–500 mg
Bei Niereninsuffizienz	Keine Dosisreduktion erforderlich

Nebenwirkungen

Gastrointestinale Beschwerden (z. B. Übelkeit, Erbrechen, Diarrhoe)
Allergische Hautreaktionen (Rötung, Jucken)
Blutbildveränderungen (Thrombozytopenie)
Müdigkeit, Kopfschmerz, Schwindel, Gangunsicherheit,
vorübergehende Gelbfärbung der Skleren

Kontraindikationen

Überempfindlichkeit gegen Nitroxolin, Sojaöl, Ponceau 4R (E124),
Achweren Nieren- und Leberfunktionsstörungen,
Schwangerschaft, Stillzeit

Bemerkungen

[a]Berechnung der GFR nach Cockroft-Gault s. Buchanfang

Nystatin	Moronal®

Spektrum

Candida-Arten, Blastomyces-Arten, Coccidioides immitis, Crypto-coccus neoformans, Histoplasma capsulatum und Aspergillus-Arten, unwirksam bei Dermatophyten und Aktinomyzeten

Dosierungen

– Erwachsene und Kinder	1,5–3 Mio. I. E./Tag p. o. verteilt auf 3 Dosen
– Säuglinge	0,5–1 Mio. I. E./Tag p. o. verteilt auf 3 Dosen
Bei Niereninsuffizienz (Erwachsene und Kinder	Keine Dosisreduktion erforderlich

Nebenwirkungen

Sehr selten, bei hoher oraler Dosierung Brechreiz, Erbrechen, dünne Stühle, Überempfindlichkeitsreaktionen

Bemerkungen

Antimykotikum zur Therapie und Prophylaxe intestinaler Hefe-mykosen; praktisch keine Resorption

Penicillin V	Ispenoral® 1,0 Mega, Isocillin® 1,2 Mega

Spektrum

Insbesondere gegen Meningokokken, Pneumokokken, Streptokokken, Gonokokken (Penicillinresistenz bei Pneumokokken S. 27)

Dosierungen

– Erwachsene und Kinder >12 Jahre	3(–4) × 0,5–1,5 Mio I. E. p. o.
– Kinder (<4 Monate)	40. 000–60.000 I. E./kg/Tag p. o. verteilt auf 3 Dosen

Penicillin V	Ispenoral® 1,0 Mega, Isocillin® 1,2 Mega
– Kinder (>4 Monate)	40. 000–60.000(–160.000) I. E./kg/Tag p. o. verteilt auf 3–4 Dosen
Bei Nieren-insuffizienz (Erwachsene)	Bis zu einer GFR[a] von 30–15 ml/min keine Dosisreduktion bei einem Dosierungsinter-vall von 8 h; bei Anurie Verlängerung des Intervalls auf 12 h

Bei Nieren-insuffizienz (Kinder)	GFR[a]	Dosis (% der Normaldosis)
	40	100 (3 Einzeldosen)
	20	100 (3 Einzeldosen)
	10	50 (2 Einzeldosen)
	Anurie	50 n. HD

Nebenwirkungen

Medikamentenfieber, Exanthem, gastrointestinale Beschwerden, hämolytische Anämie, Anaphylaxie (0,004–0,015 %)

Kontraindikation

Penicillinallergie

Bemerkungen

Aktuelle Pneumokokkenresistenz in Deutschland (S. 27)

[a]Berechnung der GFR nach Cockroft-Gault s. Buchanfang

Penicillin V
Spektrum

Insbesondere gegen Meningokokken, Pneumokokken, Strepto-kokken, Gonokokken (Penicillinresistenz bei Pneumokokken S. 27)

Penicillin V

Dosierungen

– Erwachsene und Kinder >12 Jahre

– Kinder (<4 Monate)

– Kinder (>4 Monate)

Bei Niereninsuffizienz (Erwachsene)

Bei Niereninsuffizienz (Kinder)

Nebenwirkungen

Medikamentenfieber, Exanthem, gastrointestinale Beschwerden, hämolytische Anämie, Anaphylaxie (0,004–0,015 %)

Kontraindikationen

Penicillinallergie

Bemerkungen

Aktuelle Pneumokokkenresistenz in Deutschland (S. 27)

[a]Berechnung der GFR nach Cockroft-Gault s. Buchanfang

Pivmecillinam	Pivmelam®, X-Systo®
Spektrum	
Gram-negative Bakterien von Harnwegsinfektionen (Entero-bakterien), resistent sind gram-positive Bakterien und pseudo-monaden	
Dosierungen	
– Erwachsene	3 × 200–400 mg
– Kinder <6 J. und <40 kg	3–4 × 20–40 mg/kg KG (max. 1200 mg)
Bei Niereninsuffizienz	Keine Dosisreduktion erforderlich

Pivmecillinam	Pivmelam®, X-Systo®
Nebenwirkungen	

Übelkeit, Durchfall, Pilzsuperinfektion, Hautausschlag, anaphylaktische reaktion, Urtikaria, Juckreiz- Kopfschmerzen, Benommenheit,Müdigkeit, Laborwertveränderungen, Thrombozytopenie, Neutropenie, Eosinophilie, Beeinträchtigung der Leberfunktion

Kontraindikationen

Penicillin- oder Cephalosporin-Unverträglichkeit, Carnitinmangel

[a]Berechnung der GFR nach Cockroft-Gault s. Buchanfang

Protionamid	PETEHA®
Spektrum	

M. tuberculosis, M. kansasii

Dosierungen

– Erwachsene	10–15 mg/kg/Tag p. o., max. 1000 mg/Tag in 1–2 Dosen
– Kinder (ab 9 Jahre)	15 mg/kg/Tag p. o. in 2–3 Dosen
– Kinder (4–8 Jahre)	20 mg/kg/Tag p. o. in 2–3 Dosen
– Kinder (bis 4 Jahre)	25 mg/kg/Tag p. o. in 2–3 Dosen
Bei Niereninsuffizienz (Erwachsene)	Es liegen noch keine Daten vor. Eine intermittierende Therapie (2–3 × 1000 mg/Woche) ist zu erwägen

Bei Niereninsuffizienz (Kinder)	GFR[a]	Dosis (% der Normaldosis)
	40	100
	20	50
	10	25 (Spiegelkontrollen)
	Anurie	25 (Spiegelkontrollen)

Protionamid	PETEHA®

Nebenwirkungen

Magen-Darm-Störungen (bis zu 50 %), Hepatotoxizität, Neutropenie, Hypothermie, Hypoglykämie (bei Diabetikern). Selten: periphere Neuropathie, Krämpfe, Exantheme, Purpura, Stomatitis, Menstruationsstörungen

Kontraindikationen

Schwangerschaft 1. Trimenon, schwerer Leberschaden, Epilepsie, Psychosen, Alkoholabhängigkeit

Bemerkungen

Monatlich Transaminasen bestimmen

[a]Berechnung der GFR nach Cockroft-Gault s. Buchanfang

Pyrazinamid	Pyrafat®, Pyrazinamid®

Spektrum

M. tuberculosis

Dosierungen

– Erwachsene und Kinder	30–40 mg/kg/Tag p. o. in 1 Dosis; max. 1,5 g bei <50 kg, max. 2 g bei 51–75 kg, max. 2,5 g bei >75 kg
– Säuglinge und Kleinkinder	35–40 mg/kg/Tag
Bei Niereninsuffizienz (Erwachsene)	Gewicht <50 kg: 2-mal wöchentlich 3 g oder 3-mal wöchentlich 2 g. Gewicht >50 kg: 2-mal wöchentlich 3,5 g oder 3-mal wöchentlich 2,5 g

Pyrazinamid	Pyrafat®, Pyrazinamid®	
Bei Nieren-insuffizienz (Kinder)	GFR[a]	Dosis (% der Normaldosis)
	40	100
	20	75 (1 Einzeldosis)
	10	50 (1 Einzeldosis)
	Anurie	100 n. HD 3-mal/Woche

Nebenwirkungen

Arthralgie, Harnsäureanstieg, Leberschäden, gastrointestinale Beschwerden, selten Photosensibilität

Kontraindikationen

Schwerer Leberschaden, Gicht

Bemerkungen

Überwachung der Leberfunktion, vor allem auch vor der Therapie, bei schweren Lebererkrankungen sollten andere Antibiotika eingesetzt werden

[a]Berechnung der GFR nach Cockroft-Gault s. Buchanfang

Rifabutin	Mycobutin®

Spektrum

M. tuberculosis (in über 30 % auch gegen rifampicinresistente Stämme), M. leprae, M. avium-intracellulare, M. fortuitum, M. kansasii, M. marinum, M. ulcerans

Rifabutin	Mycobutin®
Dosierungen	
– Erwachsene	Prophylaxe einer MAC-Infektion: 0,3 g/Tag p. o. Therapie einer (multiresistenten) TB: 0,15 g/Tag p. o. (stets Kombinationstherapie; bei vorbehandelten Patienten 0,3–0,45 g/Tag p. o.) Therapie einer MAC-Infektion: 0,45–0,6 g/Tag p. o. (bei Kombination mit Clarithromycin: 0,3 g/Tag p. o.) *MAC-Infektion = Infektion mit M.-avium-/M.-intracellulare-Komplex*
Bei Niereninsuffizienz	Bei GFR[a] <30 ml/min Dosisreduktion um 50 %

Nebenwirkungen

Gastrointestinale Symptome, Transaminasenanstieg, Leukopenie, Thrombozytopenie, Anämie, Gelenk- und Muskelschmerzen, Fieber, Hautrötungen, selten Hautverfärbungen, Orangefärbung des Urins, Überempfindlichkeitsreaktionen (Eosinophilie, Bronchospasmen, Schock), leichte bis schwere Uveitis (reversibel); erhöhtes Risiko für Uveitis bei Kombination mit Clarithromycin oder Fluconazol

Kontraindikationen

Überempfindlichkeit gegen Rifabutin oder Rifampicin, Schwangerschaft, Stillzeit, schwere Lebererkrankungen, keine Kombination mit Rifampicin

Bemerkungen

Regelmäßige Überwachung der Leukozyten- und Thrombozytenzahlen sowie der Leberenzyme während der Therapie. Bei schweren Leberschäden kann eine Dosisreduktion notwendig sein

[a]Berechnung der GFR nach Cockroft-Gault s. Buchanfang

Rifampicin	Eremfat®
Spektrum	
M. tuberculosis, M. bovis, M. avium-intracellulare, M. leprae, M. kansasii, M. marinum; grampositive Kokken, Legionellen, Chlamydien, Meningokokken, Gonokokken, H. influenzae, nicht M. fortuitum	
Dosierungen	
– Erwachsene	1×600 mg p. o. über 50 kg 1×450 mg p. o. bis 50 kg
– Kinder	10–15 mg/kg/Tag p. o. verteilt auf 1(–2) Dosen
Bei Nieren-insuffizienz (Erwachsene und Kinder)	Rifampicin ist nicht nephrotoxisch und kann bei Patienten mit verschiedenen Graden der Niereninsuffizienz in norma-ler Dosierung 10 mg/kg, Maximaldosis 600 mg/Tag, gegeben werden
Nebenwirkungen	
Gastrointestinale Symptome, Drug-Fieber, Juckreiz mit oder ohne Hautausschlag, Anstieg von Transaminasen und alkal. Phospha-tase, selten Ikterus, Eosinophilie, ZNS-Symptome, Thrombozyto-penie, Leukopenie	
Kontraindikationen	
Schwerer Leberschaden, Ikterus, Überempfindlichkeit gegen Rifamycine	
Bemerkungen	
Überwachung der Leberfunktion, des Blutbildes und des Serumkreatinins vor und während der Therapie; keine Monotherapie wegen Resistenzentwicklung	

Roxithromycin	Rulid®, Roxigrün®

Spektrum

Grampositive Erreger, insbesondere Staphylokokken, Strepto-kokken, Pneumokokken, Corynebacterium diphtheriae, Myko-plasmen, B. pertussis, Legionellen, Chlamydien, Campylobacter, relativ häufig resistente Staphylokokken

Dosierungen

– Erwachsene	2 × 150 oder 1 × 300 mg p. o.
– Kinder	5–7,5 mg/kg/Tag p. o. verteilt auf 2 Dosen
Bei Niereninsuffizienz (Erwachsene und Kinder)	Bei eingeschränkter Nierenfunktion ist keine Dosisreduktion nötig

Nebenwirkungen

Gastrointestinale Symptome, selten Exantheme, Transaminasen-anstieg

Kontraindikationen

Überempfindlichkeit gegen Makrolide; strenge Indikationsstellung bei QT-Intervallverlängerung, Hypokaliämie, Hypomagnesiämie, Bradykardie, Herzinsuffizienz, Herzrhythmusstörungen, gleich-zeitiger Gabe von QT-Intervall-verlängernden Medikamenten

Bemerkungen

Roxithromycin weist gegenüber Erythromycin eine verbesserte Pharmakokinetik auf, bei schwerer Leberfunktionsstörung Halbie-rung der Tagesdosis, einsetzbar in der Stillzeit

Streptomycin	Strepto-Fatol®	
Spektrum		
M. tuberculosis, Brucellen, Yersinia pestis, Francisella tularensis, Staphylokokken, Enterokokken, Streptokokken, nicht: atypische Mykobakterien		
Dosierungen		
– Erwachsene	15 mg/kg/Tag i. m.	
– Kinder (>6 Monate)	20–30 mg/kg/Tag i. m. verteilt auf 2 Dosen	
– Kinder (<6 Monate)	10–25 mg/kg/Tag i. m.	

Bei Niereninsuffizienz (Erwachsene)	GFR^a	Max. Dos. (mg/kg)	DI (h)
	50–80	7,5	24
	10–50	7,5	48
	<10	7,5	72
	Initialdosis von 15 mg/kg. Zusatzdosis nach Hämodialyse: 5 mg/kg		

Bei Niereninsuffizienz (Kinder)	GFR^a	Dosis (% der Normal-dosis)
	40	80 (DI verl.)
	20	40 (DI verl.)
	10	30 (DI verl.)
	Anurie	25 (DI verl.)

Nebenwirkungen

Schwindel, Parästhesien, Übelkeit, Erbrechen, Atemdepression, Sehstörungen, Nephrotoxizität, periphere Neuropathie, allergische Hauterscheinungen (ca. 5 %), Drug-Fieber, Leukopenie, Ototoxizität insges. ca. 8 %

Streptomycin	Strepto-Fatol®

Kontraindikationen

Schwangerschaft und Stillzeit, Früh- und Neugeborene; bei fortgeschrittener Niereninsuffizienz nur bei vitaler Indikation

Bemerkungen

Monatl. Audiogramm. Keine Kombination von Streptomycin mit anderen Aminoglykosiden, auch nicht mit rasch wirkenden Diuretika wie Etacrynsäure oder Furosemid. In der Behandlung der TB werden die Tagesdosen in einer einmaligen Gabe verabreicht

[a]Berechnung der GFR nach Cockroft-Gault s. Buchanfang

Tedizolid	Sivextro®

Spektrum

Staphylokokken (einschl. MRSA, MRSE und GISA), Streptokokken (einschl. penicillinresistente Pneumokokken), Enterokokken (einschl. VRE) u. a. grampositive Erreger, nicht aktiv gegen gramnegative Bakterien

Dosierungen

– Erwachsene	1 × 200 mg für 6 Tage p. o. oder i. v.

Bei Niereninsuffizienz (Erwachsene)

Keine Dosisanpassung erforderlich

Nebenwirkungen

Übelkeit, Kopfschmerz, Diarrhö, Erbrechen, Flebitis, Pilzinfektionen

Kontraindikationen

Überempfindlichkeit gegen Oxazolidinone, Schwangerschaft, Laktation

Tedizolid	Sivextro®

Bemerkungen

Die Sicherheit und Wirksamkeit von Tedizolid sind bei Kindern und Jugendlichen noch nicht erwiesen. Die Anwendung wird derzeit nicht empfohlen. Keine Daten zur Behandlung von Patienten mit Neutropenie

Tetracyclin	Tetracyclin-Wolff®

Spektrum

Grampositive, gramnegative Erreger, Mykoplasmen, Chlamydien, nicht: Proteus-Spezies, Ps. aeruginosa, relativ häufig Resistenzen bei Pneumokokken, Streptokokken, Staphylokokken und gramnegativen Keimen

Dosierungen

Erwachsene	2–4 × 0,5 g p. o.
Kinder (>8. Lebensjahr)	25–50 mg/kg/Tag p. o. verteilt auf 2–4 Dosen
Bei Niereninsuffizienz	Die klassischen Tetracycline sollten bei Niereninsuffizienz nicht mehr angewandt werden, da sie zur Steigerung des Harnstoffspiegels, Erbrechen und Diarrhoe führen können

Nebenwirkungen

Gastrointestinale Nebenwirkungen, Photosensibilität, Exantheme, selten Anaphylaxie, Zahnverfärbung, Hepatotoxizität, Pseudotumor cerebri, neg. Stickstoffbilanz (Harnstoff-N-Anstieg)

Tetracyclin	Tetracyclin-Wolff®

Kontraindikationen

Schwangerschaft und Stillzeit, bei Kindern <8 Jahre nur bei vitaler Bedrohung, Niereninsuffizienz

Bemerkungen

Bei schweren Lebererkrankungen sollten andere Antibiotika eingesetzt werden

Antibiotikatherapie der wichtigsten Infektionen in der Praxis

© Springer-Verlag Berlin Heidelberg 2019
U. Frank, *Antibiotika in der Praxis 2019 – 2020,* 1x1 der Therapie,
https://doi.org/10.1007/978-3-642-25627-1_9

Adnexitis

Salpingitis

Amöbiasis

Erreger:

Entamoeba histolytica (nicht Entamoeba dispar)

Therapie (intestinale Form):

Metronidazol 3 × 500–750 mg p. o. 10 Tage, dann Paromomycin 3 × 500 mg p. o. für 7 Tage

Bemerkungen:

Asymptomatische Ausscheider von E. histolytica sollten wegen der Gefahr der Gewebsinvasion ebenfalls behandelt werden (nur mit Paromomycin 3 × 500 mg für 7 Tage; Darmlumen-Amöbizid zur Rezidivprophylaxe). Bei schweren oder extraintestinalen Infektionen (z. B. Leberabszess) Beginn mit Metronidazol i. v. für 10 Tage, dann Paromomycin für 7 Tage. Bei Abszessen >3 cm Nadelaspiration bzw. Drainage; kleine Abszesse i. d. R. nur konservativ behandeln

Arthritis

Häufigste Erreger:

– Erwachsene: S. aureus, seltener Gonokokken, A-Streptokokken, Chlamydien, Kingella kingae postoperativ oder nach Gelenkpunktion: S. epidermidis (40 %), S. aureus (20 %), Streptokokken, Pseudomonas
– Kinder (ohne Osteomyelitis): S. aureus, A.-Streptokokken, Pneumokokken, Kingella kingae, H. influenzae, andere gramneg. Keime
– Säuglinge: S. aureus, Enterobakterien, B-Streptokokken, Gonokokken

Arthritis

Primäre Therapie:

- Erwachsene: Flucloxacillin + Cephalosporin (3. Gen.), nach
  Gelenkpunktion: Vancomycin + Cephalosporin (3. Gen.)
- Kinder: Flucloxacillin + Cephalosporin (3. Gen.)
- Säuglinge: Klinikeinweisung

Bemerkungen:

Grampräparat bzw. Methylenblau-Präparat geben in den meisten
Fällen wichtige Hinweise auf den Erreger. Chirurgische Konsulta-
tion und evtl. Intervention nötig. Intraartikuläre Instillation von
Antibiotika nicht empfohlen. Therapiedauer (2–)3 Wochen bei
Erwachsenen bzw. (3–)4 Wochen bei Kindern; 4–6 Wochen bei
Protheseninfektionen

Bakteriurie (asymptomatisch)

Häufigste Erreger:

Verschiedene Erreger, meist gramnegativ

Primäre Therapie:

Antibiotika nicht indiziert (Ausnahme: Schwangerschaft, Immunsuppression, vor und nach urologischen Eingriffen [aufgrund von
Obstruktionen]). Therapie basierend auf Kultur und Antibiogramm

Borreliose (Lyme-Krankheit)

Erreger:

Borrelia burgdorferi

Therapie:

Frühphase (Erythema chronicum migrans, Fazialisparese)

Borreliose (Lyme-Krankheit)

– Erwachsene: Doxycyclin 2 × 100 mg p. o. oder 1 × 200 mg
  p. o.; oder Amoxicillin 3 × 500 mg p. o. oder Cefuroximaxetil 2 × 500 mg p. o., jeweils 14–21 Tage oder Azithromycin
  2 × 250 mg p. o. 5–10 Tage
– Kinder: Amoxicillin 50 mg/kg/Tag p. o. in 3 Dosen oder Cefuroximaxetil 30 mg/kg/Tag p. o. in 2 Dosen jeweils 14–21 Tage oder
  Azithromycin 1 × 10 mg/kg/die p. o. für 5–10 Tage

Karditis (wenige Wochen bis Monate nach Zeckenstich)

– Erwachsene: Ceftriaxon 1 × 2 g i. v. oder Cefotaxim 3 × 2 g i. v.
  jeweils 14–21 Tage
– Kinder: Ceftriaxon 75–100 mg/kg/Tag i. v. in 1 Dosis oder Cefotaxim 150 mg/kg/die jeweils 14–21 Tage

Meningoradikuloneuritis (mehrere Wochen bis Monate nach Zeckenstich)

– Erwachsene: Ceftriaxon 1 × 2 g i. v. oder Cefotaxim 3 × 2 g i. v.
  oder Penicillin G 4 × 5–6 Mio I. E./Tag i. v., jeweils 14–21 Tage
– Kinder: Ceftriaxon 100 mg/kg/Tag i. v. in 1 Dosis oder Cefotaxim
  150 mg/kg/die oder Penicillin G 300 000 I. E./Tag in 4–6 Dosen,
  jeweils 14–21 Tage

Acrodermatitis, Lyme-Arthritis

– i. v.-Therapie wie Meningoradikuloneuritis oder p. o.-
  Therapie mit Doxycyclin oder Amoxicillin für mind. 30 Tage

Bemerkungen:

Antibiotikatherapie in der Frühphase (entzündeter Zeckenbiss,
Erythema chronicum migrans) kann Spätkomplikationen verhindern.
Möglicherweise verhindert die Einmalgabe von 200 mg Doxycyclin
p. o. nach Zeckenbiss die Borreliose, allerdings erscheint die Prophylaxe nur in besonderen Situationen gerechtfertigt (lange Verweil-
dauer vollgesogener Zecken ≥24 h, Hochendemiegebiete). Serologie
in der Frühphase häufig negativ, daher bei klinischem Verdacht
erneute Serologie 2 Wochen später; Therapie bei klinischem Verdacht
in Kombination mit pos. Serologie (erhöhte IgM-Titer). In späteren
Erkrankungsphasen stationäre Einweisung zur i. v.-Therapie nötig.
Keine Therapie beiasymptomatischer Seropositivität.

Bronchitis

Häufigste Erreger:

Akute Bronchitis: meist Viren, bei jungen Erwachsenen in 10–20 %
Mykoplasmen, Chlamydien
Chronische Bronchitis: Pneumokokken, Streptokokken,
H. influenzae, Moraxella catarrhalis

Primäre Therapie:

– Erwachsene: akute Bronchitis (Viren): keine Antibiotikatherapie
  notwendig, symptomatische Behandlung
  chronische Bronchitis (akute Exazerbation): Differentialdiagnose
  durchführen, gegebenenfalls Antibiotikatherapie: Amoxicillin/Cla-
  vulansäure, Ampicillin/Sulbactam, Azithromycin, Clarithromycin,
  Chinolon (Gr. IV) 5(–10) Tage
  Bei Bronchiektasen: Pseudomonas-wirksames Antibiotikum
– Kinder: Oralpenicilline, Erythromycin 7 Tage (Chemotherapie
  wegen meist viraler Genese häufig überflüssig)
– Säuglinge: Chemotherapie (Penicilline) nur bei Otitis media und
  Bronchopneumonie nötig für 7 Tage, meist virale Genese

Bemerkungen:

Bei andauerndem Husten >14 Tage am Bordetella pertussis
denken (auch bei Erwachsenen). Penicillinresistenz von Pneumo-
kokken bei MHK 2 mg/l; partiell resistent bei MHK ≥0,125 mg/l.
In beiden Fällen Cefotaxim, Ceftazidim, Ceftriaxon, Levofloxacin,
Moxifloxacin. Aktuelle Pneumokokkenresistenz in Deutschland
S. 27

Diagnostik:

Nur eitriges Sputum und nur bei chronischer Bronchitis (akute
Exazerbation) bzw. Therapieversagen untersuchen lassen. Therapie nach Antibiogramm

Candidiasis

Erreger:

Candida Spezies

Therapie:

– Haut: Amphotericin B, Clotrimazol, Miconazol, Nystatin lokal 3-
  bis 4-mal tgl. 7–14 Tage;
– Soor: Fluconazol 100–200 mg p. o.; bei hartnäckiger Erkrankung:
  Itraconazol 200 mg, Posaconazol 400 mg, Voriconazol 2 × 200 mg
  oder Ampho B orale Suspension
– Ösophagitis: Fluconazol 100–400 mg, Itraconazol 200 mg,
  Caspofungin 50 mg oder Anidulafungin 100 mg am 1. Tag, dann
  50 mg/die
– Harntrakt: in der Regel Katheterbesiedelung; deshalb 40 %
  Spontanheilung bei Katheterentfernung; Therapie nur bei
  symptomatischer Harnwegsinfektion mit Fluconazol (1. Tag:
  1 × 200 mg p. o.; dann 1 × 100 mg für 4 Tage);

Bemerkungen:

– Cave: Antazida. Bei Azolderivaten (Ausnahme: Fluconazol) ist
  ein saurer Magen-pH zur Resorption notwendig
– Fluconazol ist unwirksam bei C. krusei und nur schwach wirksam bei C. glabrata
– Prädisponierende Faktoren für eine Candidiasis: Diabetes
  mellitus, immunsuppressive Therapie, abgeschwächte körpereigene Abwehr (z. B. HIV/AIDS), Breitspektrumantibiotikather-
  apie, Dauerkatheter; bei einer Harntrakt-Candidiasis immer
  Blasendauerkatheter entfernen (Sprosspilze befinden sich im
  Kathetermaterial und sind für antimykotische Substanzen nicht
  zugänglich)

Cholangitis/Cholezystitis

Häufigste Erreger:

Enterobakterien, Enterokokken, Clostridium Spezies, Bacteroides, Pseudomonas aeruginosa

Primäre Therapie:

Ampicillin/Sulbactam, Amoxicillin/Clavulansäure 3–7 Tage

Alternativen:

Cephalosporine (3. Gen.) + Metronidazol oder Clindamycin; Piperacillin/Tazobactam

Bemerkungen:

Cave: biliäres Sludge-Phänomen bei Ceftriaxon

Diphtherie (Kinder)

Erreger:

Corynebacterium diphtheriae

Primäre Therapie:

Penicillin G oder Erythromycin 7–14 Tage + Antitoxin

Divertikulitis

Häufigste Erreger:

Enterobakterien, Ps. aeruginosa, Bacteroides-Spezies, Enterokokken

Primäre Therapie:

Leichter Verlauf: Amoxicillin/Clavulansäure p. o. oder Cotrimoxazol plus Metronidazol

Divertikulitis

Alternativen:

Ciprofloxacin + Metronidazol p. o.

Bemerkungen:

– Pathogenetische Bedeutung von Enterokokken umstritten; u. U. ist eine Enterokokken-wirksame Therapie nur bei Patienten mit Endokarditisrisiko notwendig
– Peritonitis ausschließen; schwerer Verlauf: Klinikeinweisung
– Therapiedauer in der Regel 7–10 Tage

Enterokolitis (pseudomembranöse, CDAD-Clostridium difficile-assoziierte Diarrhoe)

Erreger:

Clostridium difficile (vor allem nach Antibiotika-Therapie)

Therapie:

– In einfachen Fällen: Metronidazol 3 × 400 mg p. o. für 10 Tage, Absetzen der auslösenden Antibiose, keine spezifische Therapie
– In schweren Fällen: Vancomycin 4 × 125–250 mg p. o. für 10 Tage
– In schweren Fällen mit Komplikationen + Metronidazol 3 × 500 mg i. v. für 10 Tage + Vancomycin-Retentionseinläufe 4 × tgl. Intrakolonisch 500 mg (ad 100 ml Kochsalzlösung + gegebenfalls 2 × 50 mg Tigecyclin mg i. v. für 10 Tage
– Erstes Rezidiv: Vancomycin 4 × 125–250 mg p. o. für 10 Tage oder Fidaxomicin 2 × 200 mg p. o. für 10 Tage
– Multiple Rezidive: Vancomycin mit Reduktionsschema: 1. Woche: 4 × 125 mg/die p. o., 2. Woche: 3 × 125 mg/die p. o., 3. Woche: 2 × 125 mg/die p. o., 4. Woche: 1 × 125 mg/die p. o.
– Rescue-Therapie: (Koloskopische) Stuhlübertragung in erfahrenem Zentrum, nach Vortherapie mit Vancomycin, 4 × 500 mg p. o. (4 Tage)

Bemerkungen

Da Rezidive nicht mit der Entwicklung von Resistenzen zusammenhängen, kann erneut Metronidazol oder Vancomycin oral verabreicht werden (gleiche Therapie für die gleiche Dauer)

Epididymitis

Häufigste Erreger:

a) <35 Jahre: Gonokokken, Chlamydien
b) >35 Jahre: Enterobakterien

Therapie:

a) 250 mg Ceftriaxon i. m. als Einmalgabe + 2 × 100 mg Doxycyclin
p. o. 10 Tage
b) Ciprofloxacin p. o. jeweils 10–14 Tage

Bemerkungen:

Bei schwerem Verlauf: Klinikeinweisung zur i. v.-Therapie

Epiglottitis

Häufigste Erreger:

H. influenzae, S. pyogenes, Pneumokokken, S. aureus

Primäre Therapie:

Cefuroxim, Cefotaxim, Ceftriaxon; sofortige Klinikeinweisung

Alternativen:

Ampicillin/Sulbactam, Cotrimoxazol

Bemerkungen:

Häufigste Erreger bei Erwachsenen: A-Streptokokken; Therapie
wie bei Kindern

Erysipel

Häufigster Erreger:

Streptokokken der Gruppe A; selten: Staphylokokken

Primäre Therapie:

Penicillin V 3 × 1,5 Mio. I. E. p. o. oder Oralcephalosporine, z. B.
Cefalexin 3 × 1 g oder Cefadroxil 2 × 1 g jeweils für 7–10 Tage

Alternativen:

Bei Penicillinallergie: Makrolide, z. B. Roxithromycin 1 × 300 mg
oder Clarithromycin 2 × 250–500 mg oder Clindamycin 3 × 600 mg
p. o. jeweils für 7–10 Tage

Gastroenteritis

Häufigste Erreger:

a) Blut, Schleim und Leukozyten im Stuhl: Campylobacter jejuni,
   Salmonellen, Shigellen, Amöben, Clostridium difficile, Entero-
   hämorrhagische E. coli (EHEC), Yersinia enterocolitica
b) keine Leukozyten im Stuhl: Viren (90 % Noroviren, selten Rotaviren bei Erwachsenen), selten: Enterotoxinbildende E. coli (ETEC),
   Vibrionen, Protozoen
c) Reisen in Russland, Amerika, Asien, Afrika: Campylobacter,
   Shigellen, Salmonellen, Vibrio cholerae, Lamblien, Cyclospora
   cayetanensis

Primäre Therapie: Erregernachweis durchführen!

Campylobacter

– Erwachsene: Azithromycin 1 × 500 mg für 3 Tage oder
  1 × 1000 mg Einmaldosis oder Ciprofloxacin 2 × 500 mg für
  3 Tage (Vorsicht hohe Resistenzrate!)
– Kinder: keine Antibiotikatherapie oder Erythromycin 5–7 Tage
  (leichte Fälle nicht behandeln, Resistenzentwicklung)

Gastroenteritis

Enteritissalmonellen

Erwachsene: In der Regel keine Antibiotika. Immer Wasser und Elektrolyte ersetzen. Bei schwerem Krankheitsverlauf und Immunschwäche: Ciprofloxacin 2 × 500 mg p. o. 5–7 Tage oder Cotrimoxazol 2 × 160 mg TMP/800 mg SMZ p. o. für 7 Tage
Kinder: keine Antibiotika.
Behandlung nur bei Säuglingen, Kindern mit sept. Krankheitsbildern und Patienten mit eingeschränkter Abwehr mit Cotrimoxazol oder Amoxicillin 5–7 Tage
Säuglinge: Ampicillin i. v. 5–7 Tage nach Antibiogramm

Shigellen

Erwachsene (stets nach Antibiogramm behandeln!): Ciprofloxacin 2 × 500 mg p. o. für 3–5 Tage oder Azithromycin 1 × 500 mg für 3 Tage
Kinder (stets nach Antibiogramm behandeln!): Azithromycin oder Ceftriaxon
Säuglinge: Ampicillin i. v. 5–7 Tage nach Antibiogramm

Yersinien

Erwachsene: Keine Antbiotika. Bei schwerer Erkrankung und Immunschwäche: Ciprofloxacin 2 × 500 mg p. o. oder Cotrimoxazol 2 × 160 mg TMP/800 mg SMZ p. o. jeweils für 5–7 Tage
Kinder: Keine Antbiotika. Bei schwerer Erkrankung und Immunschwäche: Azithromycin oder Cotrimoxazol

Enterohämorrhagische E. coli (EHEC)

Keine Antibiotika wegen Toxinfreisetzung!

Gastroenteritis

Bemerkungen:

– Enteritissalmonellen (z. B. Salmonella enteritidis, Salmonella typhimurium), *nicht antibiotisch behandeln!;* Antibiotikatherapie nur bei Säuglingen, Patienten mit massiv eingeschränkter körpereigener Abwehr und bei Patienten über 65 Lebensjahren indiziert. Bei asymptomatischen Enteritis-Salmonellenausscheidern nur in Ausnahmefällen (z. B. Lebensmittelgewerbe) Therapieversuch mit Ciprofloxacin 2 × 500 mg p. o. für 5 Tage lang gerechtfertigt. Antibiotikatherapie bei Dauerausscheidern von Salmonella typhi und paratyphi B: 3 Monate 2 × 2 Tbl. Cotrimoxazol oder 3 Wochen 2 × 500 mg p. o. oder 2 Wochen 2 × 750 mg Ciprofloxacin
– Reisediarrhoe: 500 mg Levofloxacin oder 750 mg Ciprofloxacin oder 1 g Azithromycin (bes. bei Reisen in Süd-Ost-Asien) als Einmalgabe; in schweren Fällen 3 Tage 2 × 500 mg Ciprofloxacin p. o.; Loperamid bei blutig-schleimiger Diarrhoe kontraindiziert
– Shigellen: 5 Tage Cotrimoxazol oder Ampicillin (auch 1 × 2 g Ampicillin als Einmaldosis) oder 1 × 500 mg Ciprofloxacin innerhalb 24 h nach Beginn der Reisediarrhoe. Cave: Zunehmende Resistenz gegen Ampicillin, Tetracycline, Cotrimoxazol; seltener gegen Chinolone; deshalb möglichst Therapie nach Antibiogramm
– Unkomplizierte Campylobacter-jejuni-Infektion nicht behandeln. Zunahme von Chinolon- und Erythromycinresistenz!
– Bei Lamblienverdacht unbedingt, ggf. mehrfache, Stuhluntersuchungen (Amöben ausschließen!)
– Amöben: Amöbiasis, S. 127
– Cyclospora cayetanensis: 7 Tage Cotrimoxazol forte 2-mal tgl., bei HIV 4-mal tgl. 10 Tage

Gonorrhö

Erreger:

Neisseria gonorrhoeae

Therapie (unkomplizierte Zervizitis, Urethritis, Proktitis):

Ceftriaxon 1 × 250 mg i. m., Cefotaxim 1 × 500 mg i. m., Cefixim
1 × 400 mg p. o. (wegen der häufigen Mischinfektionen mit
Chlamydia trachomatis wird empfohlen, zusätzlich Doxycyclin
2 × 100 mg p. o. für 7 Tage oder Azithromycin 1 g p. o. als Einmaldosis zu geben)

Bemerkungen:

Disseminierte Infektion: Klinikeinweisung

Harnwegsinfektion

Häufigste Erreger:

E. coli, andere Enterobakterien, Enterokokken, S. saprophyticus
(junge Frauen und Kinder)

Primäre Therapie:

Unkomplizierte Zystitis bei Frauen:

Nitrofurantoin 4 × 50–100 mg p. o. für 7 Tage oder Nitrofurantoin
retard 2 × 100 mg p. o. für 5 Tage oder Fosfomycin 1 × 3 g Einmaldosis oder Nitroxolin 3 × 250 mg p. o. für 5 Tage oder Pivmecillinam 3 × 400 mg p. o. für 3 Tage oder Trimethoprim 2 × 200 mg p. o.
3–7 Tage (lokale Resistenzsituation beachten) oder Cefpodoxim
2 × 100 mg p. o. für 3 Tage (alternativ, wenn andere Antibiotika
nicht in Frage kommen.

Harnwegsinfektion

Prophylaxe rezidivierender unkomplizierter Harnwegs-infektionen, z. B. Honeymoon-Zystitis:

Trimethoprim 1 × 100 mg p. o. oder Nitrofurantoin retard Einmal-dosis (z. B. postcoitale Prophylaxe)

Prophylaxe rezidivierender unkomplizierter Harnwegs-infektionen ≥2 Rezidive/Halbjahr bzw. ≥3 Rezidive/Jahr:

Nitrofurantoin 1 × 50–100 mg p. o. für ≤6 Monate oder Trime-thoprim 1 × 100 mg p. o. für 6 Monate (lokale Resistenzsituation beachten)

Unkomplizierte Zystitis in der Schwangerschaft

Fosfomycin 1 × 3 g p. o. Einmaldosis oder Cefuroximaxetil 2 × 250 mg p. o. für 5 Tage oder Cefpodoxim 2 × 200 mg p. o. für 5 Tage oder Pivmecillinam 3 × 400 mg p. o. für 3 Tage

Akute Zystitis bei Männern:

Pivmecillinam 3 × 400 mg p. o. für 5 Tage oder Nitrofurantoin 4 × 50 –100 mg p. o. für 7 Tage oder Nitrofurantoin retard 2 × 100 mg p. o. für 5 Tage oder Ciprofloxacin 2 × 500–750 mg p. o. für 7 Tage oder Levofloxacin 1 × 500–750 mg p. o. für 5–7 Tage (lokale Resistenzsituation beachten) oder Cefpodoxim 2 × 200 mg p. o. für 7 Tage

Harnwegskatheterinfektionen:

2 × 500–750 mg Ciprofloxacin p. o. oder Levofloxacin 1 × 500–750 mg p. o. (lokale Resistenzsituation und Antibiogramm beachten) oder Cefpodoxim 2 × 200 mg p. o. für 7 Tage

Harnwegsinfektion

Bemerkungen:

- Mikroskopische und bakteriologische Urinkontrolle 3–5 Tage nach Beginn der Chemotherapie (Urin muss dann steril sein)
- Bei chronisch rezidivierender Harnwegsinfektion: Mikroskopische, bakteriologische Urinkontrolle bis 3 Wochen nach Beendigung der Therapie wöchentlich, dann 3 Monate lang monatlich, dann 3-mal in halbjährlichem Abstand
- Bei chronisch rezidivierender Harnwegsinfektion (Rezidiv bereits 1–3 Wochen nach Absetzen der Chemotherapie, bei gehäuften Reinfektionen, vesikoureteralem Reflux ohne Ostiumfehlanlage, obstruktiven Veränderungen der Harnwege bis OP möglich) Reinfektionsprophylaxe: nach Erregerelimination fortlaufend mind. 1/2 Jahr 1-mal täglich nach dem Abendessen Chemotherapeutikum in 1/3 der üblichen Tagesdosis (z. B. 50–100 mg Trimethoprim, 50–100 mg Nitrofurantoin)
- Bei Harnwegskatheterinfektionen stets Urionkultur aus dem frischgelegtem Katheter vor Antibiotikatherapie veranlassen, Antibiogramm beachten
- Neugeborene und Säuglinge stationär einweisen, Ausschließen einer Missbildung! Bei HWI ohne Sepsis nur 1/2 der üblichen parenteralen Dosis von Antibiotika nötig. Stets Urosepsis ausschließen! Blutkulturen!

Impetigo (Kinder, Säuglinge)

Häufigste Erreger:

A-Streptokokken, S. aureus

Primäre Therapie:

Keine systemischen Antibiotika,lokale antiseptische Behandlung in der Regel ausreichend. Bei ausgewählten Erkrankungen orale Antibiotikatherapie: Penicillin V (bei Streptokokken) 3 × 1,5 Mio. I. E. p. o. für 5–7 Tage oder Cefadroxil 2 × 1 g p. o. für 5–7 Tage oder Cefalexin 3 × 1 g für 5–7 Tage

Impetigo (Kinder, Säuglinge)

Alternativen:

Roxithromycin 1 × 300 mg p. o. für 5–7 Tage oder Clarithromycin 2 × 250–500 mg p. o. für 7 Tage (bei Streptokokken/Penicillin-Allergie) oder Clindamycin 3 × 600 mg p. o. für 5–7 Tage (bei Staphylokokken/Penicillin-Allergie)

Bemerkungen:

Lokalantibiotika: Bacitracin- oder Mupirocinsalbe für 3–5 Tage

Katzenkratzkrankheit

Erreger:

Bartonella henselae

Therapie:

Erwachsene: 1 × 500 mg Azithromycin, dann 250 mg/Tag über 4 Tage
Kinder: 1 × 10 mg/kg Azithromycin, dann 5 mg/kg/Tag über 4 Tage

Bemerkungen:

– Bei leichtem Verlauf keine Antibiotikatherapie
– Komplikationen: Enzephalitis, periphere Neuropathie, Retinitis, Endokarditis, granulomatöse Hepatitis, Splenitis, interstitielle Pneumonie, Osteitis

Keratitis

Häufigste Erreger:

a) Bakteriell: S. aureus, S. epidermidis, S. pneumoniae, S. pyogenes, Enterobakterien
b) Pilze: Candida, Aspergillen, Fusarien
c) Protozoen: Acanthamoeba
d) Kontaktlinsenträger: P. aeruginosa

Therapie:

a) Chinolone (z. B. Moxifloxacin) oder Aminoglykoside (z. B. Gentamicin) topisch
b) Amphotericin B oder Natamycin topisch;
c) Aminoglykosid + Propamidinisoethionat (Brolene®) oder Polyhexamethylenbiguanid (PHMB, Lavasept®) topisch
d) Aminoglykosid, Piperacillin oder Ciprofloxacin topisch

Bemerkungen:

– Adenoviren häufigste virale Ursache; differenzialdiagnostisch auch an Herpes-simplex-Infektion denken
– Applikation bei bakterieller Keratitis (inkl. P. aeruginosa) alle 15–60 min über 24–72 h, dann langsame Reduktion
– Applikation bei Pilz-Keratitis alle 60 min mit langsamer Reduktion (sehr lange Therapie; evtl. über Monate)
– Applikation bei Protozoen-Keratitis alle 30 min im Wechsel über 72 h, langsam reduzieren, Dauertherapie über 1 Jahr
– Systemische Antibiose nur bei schweren Verlaufsformen mit Endophthalmitis

Konjunktivitis (eitrige)

Häufigste Erreger:

– Erwachsene, Kinder: S. aureus, Streptokokken, H. influenzae, Chlamydia trachomatis, Gonokokken (sehr selten)
– Säuglinge: Staphylokokken, P. aeruginosa, Chlamydia trachomatis, Gonokokken (sehr selten)

Therapie:

– Erwachsene und Kinder:
   Chinolone (z. B. Moxifloxacin, Levofloxacin) topisch
   Chlamydien: Tetrazykline (z. B. Doxycyclin) oder Makrolide
   (z. B. Azithromycin; bei Kindern Erythromycin) topisch und p. o.
   1–3 Wochen
   Gonokokken: Ceftriaxon 1 g i. m. oder i. v. + Azithromycin 1 g
   p. o. (Einmalgabe)
– Säuglinge:
   Staphylokokken: bei leichten Infektionen Lokalbehandlung (z. B.
   Bacitracin-Salbe); bei schweren Infektionen: Flucloxacillin i. v.
   7–10 Tage
   Pseudomonas aeruginosa: bei leichten Infektionen Lokal-
   behandlung (z. B. Kanamycin-Augentropfen); bei schweren
   Infektionen: Piperacillin, Ceftazidim, i. v. 7–10 Tage
   Chlamydien: Erythromycin p. o. 14 Tage (Cave! Pneumonie)
   Gonokokken: lokal Chloramphenicol-Augensalbe, gleichzeitig
   Penicillin G oder Ceftriaxon i. v. 7 Tage

Konjunktivitis (eitrige)

Bemerkungen:

- Grampräparate bzw. Methylenblau-Präparate geben in den meisten Fällen wichtige Hinweise auf den Erreger
- Drei Wochen nach Entbindung sind Gonokokken praktisch ausgeschlossen. Ursache der Konjunktivitis ist dann ein Verschluss des Ductus nasolacrimalis mit einer Staphylokokken-Superinfektion (häufig)
- Konjunktivitis und Keratitis bei Kontaktlinsen-Trägern (v. a. sog. „Vier-Wochen-Kontaktlinsen") oft durch P. aeruginosa verursacht; Therapie: Ciprofloxacin als Augentropfen (alle 15–60 min über 24–72 h)
- Bei Gonokokken, Staphylokokken und P. aeruginosa ist häufig eine Klinikeinweisung erforderlich, da bei schweren Infektionen parenteral behandelt werden muss

Lambliasis (Giardiasis)

Erreger:

Giardia lamblia

Therapie:

Metronidazol 3 × 500 mg p. o. 5 Tage; alternativ Paromomycin 4 × 500 mg p. o. 7 Tage oder
Tinidazol 2 g p. o. Einmaldosis (Internationale Apotheke)

Bemerkungen:

Eine mehrfache Behandlung kann erforderlich sein; auch asymptomatische Ausscheider von Zysten behandeln

Mastitis

Häufigster Erreger:

S. aureus

Primäre Therapie:

– Erwachsene: Cephalosporine, Flucloxacillin; Vancomycin (MRSA)
  1 Woche
  Säuglinge: Flucloxacillin, ältere Cephalosporine 1 Woche

Alternativen:

– Erwachsene: Clindamycin

Bemerkungen:

Chirurgische Konsultation und evtl. Intervention notwendig. Grampräparate bzw. Methylenblau-Präparate geben in den meisten Fällen wichtige Hinweise auf den Erreger. Bei Säuglingen: Gramfärbung von Colostrum, Inzision oft notwendig. Bei Mastitis außerhalb der Laktationszeit ist Clindamycin 1. Wahl, da auch Bacteroides Erreger sein können. Mastitis ohne Abszess: Abstillen nicht erforderlich

Mastoiditis

Häufigste Erreger:

Akut: Pneumokokken, S. aureus, H. influenzae, A-Streptokokken, Ps. aeruginosa
Chronisch: Anaerobier, Ps. aeruginosa, Enterobakterien, S. aureus, oft polymikrobiell

Primäre Therapie:

Akut: OP-Indikation; begleitende Antibiotikatherapie wie bei akuter Otitis media (S. 149)
Chronisch: OP-Indikation

Bemerkungen:

Immer HNO-Konsultation notwendig

Osteomyelitis
(akut: hämatogen, fortgeleitet, postoperativ)

Häufigste Erreger:

– Erwachsene: S. aureus
– Kinder >4 Monate: S. aureus, A-Streptokokken, selten gramneg. Keime
– Kinder <4 Monate: S. aureus, gramneg. Keime, B-Streptokokken
– Patienten mit Sichelzellanämie/Thalassämie: Salmonella-Spezies
– Hämodialysepatienten, Drogenabhängige: S. aureus, Ps. aeruginosa
– Nach Trauma, bei Weichteilinfektionen, Diabetes: Polymikrobiell (inkl. Anaerobier)
– Nach operativer Versorgung einer Fraktur: gramneg. Keime, S. aureus, Ps. aeruginosa
– Nach Sternotomie: S. aureus, S. epidermidis

Therapie:

Klinikeinweisung (siehe Antibiotika am Krankenbett 17. Auflage, Kap. 11.45)

Osteomyelitis
(akut: hämatogen, fortgeleitet, postoperativ)

Bemerkungen:

– Praktisch immer operatives Débridement notwendig
  (Ausnahme: hämatogene Osteomyelitis bei Kindern)
– Therapiedauer: 6–8 Wochen (bei der hämatogenen Osteo-
  myelitis bei Kindern reichen in der Regel 3 Wochen, davon die
  ersten 2 Wochen i. v.)
– Umstellung von i. v.- auf orale Therapie nach Entfieberung,
  Schmerzfreiheit und Normalisierung der Leukozytose, der Links-
  verschiebung und des CRP-Wertes
– Keine Umstellung auf Oraltherapie bei Patienten mit Diabetes
  oder schweren peripheren, vaskulären Erkrankungen
– Bei kulturnegativer Osteomyelitis v. a. bei Kindern an Kingella
  kingae denken
– Bei Therapieversagen immer Tuberkulose ausschließen
– Bei Neugeborenen oft afebriler Verlauf (Risiko-Faktoren:
  Beatmung, Frühgeburt)
– Sog. „small colony variants" (SCV) von S. aureus haben eine aus-
  geprägte Wachstumsretardierung auf üblichen Anzuchtmedien.
  Sie zeichnen sich durch reduzierte Antibiotika-Empfindlichkeit
  und ein hohes Potenzial zu rekurrierenden Infektionen aus (u. U.
  induziert durch Verwendung von Gentamicin-imprägnierten
  PMMA)

Osteomyelitis (chronisch)

Häufigste Erreger:

S. aureus, Enterobakterien, Ps. aeruginosa

Therapie:

Immer gezielte Therapie bei Erregernachweis (siehe Antibiotika
am Krankenbett 17. Auflage, Kap. 11.45)

Bemerkungen:

Therapiedauer u. U. bis 6 Monate

Osteomyelitis (nach Gelenkimplantation)

Häufigste Erreger:

Streptokokken, Staphylokokken, Ps. aeruginosa

Therapie:

Klinikeinweisung (siehe Antibiotika am Krankenbett 17. Auflage, Kap. 11.45)

Bemerkungen:

– Bei chronisch-schleichender Implantat-Infektion in der Regel keine Leukozytose und keine Linksverschiebung
– Therapiedauer: mindestens 3 Monate bei Osteosynthesen und Hüftgelenkprothesen; mindestens 6 Monate bei Kniegelenkprothesen; mindestens jedoch bis einen Monat nach Normalisierung von Leukozyten und CRP und der klinischen Infektzeichen

Otitis externa

Häufigste Erreger:

Ps. aeruginosa, Proteus, Streptokokken, Staphylokokken

Primäre Therapie:

Bei leichten Formen der Otitis externa („swimmer's ear") lokal z. B. Dexa-Polyspectran® in den gereinigten Gehörgang. Bei Verschlechterung Ciprofloxacin Ohrentropfen; Hydrocortison

Bemerkungen:

Immer HNO-Konsil. Cave! Otitis externa maligna (z. B. bei Diabetikern): immer Klinikeinweisung

Otitis media

Häufigste Erreger:

– Erwachsene und Kinder:
 In bis zu 50 % Viren, Pneumokokken, H. influenzae (häufiger bei
 Kindern), Moraxellen, Streptokokken, S. aureus
– Säuglinge: gramneg. Bakterien, Staphylokokken, H. influenzae,
 Streptokokken, Pneumokokken

Primäre Therapie (bei bakteriellem Infekt):

– Erwachsene und Kinder: Amoxicillin 3 × 750 mg p. o. für
 5–7 Tage, in schweren Fällen 8–10 Tage oder Amoxicillin/
 Clavulansäure 2–3 × 1 g p. o. für 7–10 Tage oder Cefpodoxim
 2 × 200 mg p. o. für 5–7 Tage
– Säuglinge: Kinderärztliches Konsil

Alternativen:

– Bei Betalaktam-Allergie
 Erwachsene: Levofloxacin, Kinder: Makrolide, z. B. Azithromycin
 (30 mg/kg p. o. als Einmalgabe)

Bemerkungen:

– Bei Kindern primär keine Antibiotika, sondern erst Analgetika.
 Antibiotika erst, wenn keine Besserung am nächsten Tag
 (Kinder von 1/2–2 Jahre) bzw. am 3. Tag (Kinder >2 Jahre). Dies
 gilt nicht bei Kindern mit schlechtem AZ oder Otorrhoe (Cave!
 Mastoiditis).
– Therapiedauer: 10 Tage, wenn Patient <2 Jahre alt; 5–7 Tage,
 wenn Patient ≥2 Jahre alt; kürzer mit Azithromycin (3–5 Tage)
– Bei penicillinresistenten Pneumokokken Erhöhung der
 Amoxicillin-Dosis auf 80 mg/kg/Tag in 3 Dosen. Aktuelle
 Pneumokokkenresistenz S. 27

Pankreatitis (akute, chronische)

Häufigste Erreger:

Meist nicht bakteriell bedingt (Alkohol!); Enterobakterien, Enterokokken, S. aureus, S. epidermidis, Anaerobier, Candida-Spezies

Primäre Therapie:

Antibiotika meist nicht indiziert; Klinikeinweisung! (siehe Antibiotika am Krankenbett 17. Auflage, Kap. 11.48)

Alternativen:

Cephalosporine + Metronidazol, Chinolone + Metronidazol

Bemerkungen:

Chirurgische Konsultation und evtl. Intervention notwendig

Parotitis (bakteriell)

Häufigste Erreger:

S. aureus, Streptokokken, H. influenzae, Mundflora

Therapie:

Cephalosporin (2. Gen.), Amoxicillin/Clavulansäure, Ampicillin/Sulbactam für 14 Tage

Bemerkungen:

– Differenzialdiagnose: Granulomatöse Entzündung (atypische Mykobakterien, Pilze, Sarkoidose, Sjögren-Syndrom, Tumor): keine Entzündungszeichen, Therapie nach Histologie

Pertussis

Erreger:

Bordetella pertussis, Bordatella parapertussis

Primäre Therapie:

Kinder: Erythromycin-Estolat 40 mg/kg/Tag in 3 Dosen 14 Tage
Erwachsene: Azithromycin 500 mg am 1. Tag, 250 mg am Tag 2–5

Alternativen:

– Cotrimoxazol 2 × 160 mg TMP/800 mg SMZ für 14 Tage;
  Clarithromycin 2 × 500 mg 7 Tage

Bemerkungen:

10–20 % der Erwachsenen mit Husten >14 Tage haben Keuchhusten, Orale Penicilline und Cephalosporine sind unwirksam

Pneumonie, ambulant erworben

Häufigste Erreger:

– Erwachsene:
  Pneumokokken, H. influenzae, Mykoplasmen, Chlamydien,
  Moraxellen, Legionellen, Viren.
  Bei HIV/AIDS: Pneumocystis jirovecii (carinii), M. tuberculosis,
  Pilze
– Kinder:
– 1–3 Monate: C. trachomatis, Viren
– 1–5 Jahre: Viren, Pneumokokken, H. influenzae, Mykoplasmen,
  Chlamydien
– 5–18 Jahre: Mykoplasmen, Pneumokokken, Chlamydien

Pneumonie, ambulant erworben

Primäre Therapie

– Erwachsene ohne Risikofaktoren:
  Amoxicillin 3 × 1 g p. o. für 5–7 Tage oder bei Penicillin-Allergie: Clarithromycin 2 × 500 mg für 5–7 Tage oder Doxycyclin
  1 × 200 mg p. o. für 5–7 Tage
– Erwachsene mit Risikofaktoren (chronische Herzinsuffizienz,
  ZNS-Erkrankungen mit Schluckstörungen, schwere COPD/, Bronchiektasen, Bettlägerigkeit):
  Amoxicillin/Clavulansäure 3 × 1 g p. o. für 5–7 Tage oder bei
  Penicillin-Allergie: Levofloxacin 1 × 500 mg p. o. für 5–7 Tage
  oder Moxifloxacin 1 × 400 mg p. o. für 5–7 Tage
  Bei HIV/AIDS
  und Pneumocystis jirovecii (carinii): Bemerkungen; bei M. tuberculosis: Tuberkulose, S. 161
– Kinder:
  Makrolide 10–14 Tage oder
  Oralcephalosporin (2. Gen.) für 10–14 Tage

Pneumonie, ambulant erworben

Bemerkungen:

– Aktuelle Pneumokokkenresistenz S. xy. Bei Penicillin (teil)resistenz: Ceftriaxon oder Levofloxacin, Moxifloxacin.
– Blutkulturen häufig hinweisend auf Erregerätiologie; Nutzen der Blutkultur bei der unkomplizierten, ambulant-erworbenen Pneumonie jedoch umstritten
– Fauliger Auswurf: Verdacht auf Lungenabszess mit Anaerobiern
– Bei jüngeren Erwachsenen und Kindern >5 Jahre sind Mykoplasmen relativ häufig, deshalb empirisch Makrolide einsetzen
– Pneumocystis-jirovecii-Pneumonie: 15–20 mg/kg/Tag Trimethoprim + 75–100 mg/kg/Tag Sulfamethoxazol in 3–4 Dosen 21 Tage (die ersten 48 h i. v.) + Folinsäure 15 mg + Prednisolon. Alternativen: 3 × 900 mg p. o. Clindamycin + 30 mg/Tag p. o. Primaquin 21 Tage
– Legionellenpneumonie: 1 × 500 mg p. o. Azithromycin oder 2 × 500 mg p. o. Levofloxacin oder 1 × 400 mg p. o. Moxifloxacin oder 3 × 400 mg p. o. Ciprofloxacin. Bei schwerer Pneumonie: Klinikeinweisung
– Psittakose (Chlamydia psittaci): Doxycyclin oder Makrolide für 2 Wochen
– Säuglinge: bei interstitieller Pneumonie neben Zytomegalieviren nicht selten auch Pneumocystis jirovecii (20 mg/kg/Tag Trimethoprim und 100 mg/kg/Tag Sulfamethoxazol oder Pentamidin 4 mg/kg/Tag)

Prostatitis

Häufigste Erreger:

Akut: Enterobakterien, C. trachomatis, N. gonorrhoeae
Chronisch: Enterobakterien, Enterokokken, Ps. aeruginosa

Primäre Therapie:

Akut: Chinolone p. o. 10–14 Tage
Chronisch: Chinolone p. o. 4 Wochen
Z. B Ciprofloxacin 2 × 500 mg p. o., Levofloxacin 1 × 500 mg p. o.

Prostatitis

Alternativen:

Akut: Cotrimoxazol (2 × 160 mg TMP/800 mg SMZ) 10–14 Tage
Chronisch: Cotrimoxazol (2 × 160 mg TMP/800 mg SMZ) (1–)3
Monate

Bemerkungen:

Bei Männern <35 Jahre häufig Gonokokken und Chlamydien
(Therapie Gonorrhö)

Pyelonephritis

Häufigste Erreger:

Akut: E. coli (>80 %), andere Enterobakterien
Chronisch, rezidivierend: E. coli, Proteus, Klebsiella, Enterokokken

Primäre Therapie:

Unkomplizierte Pyelonephritis bei Frauen:

Bei mildem bis moderatem Verlauf orale Antibiotikatherapie möglich, bei schwerem Verlauf: Klinikeinweisung
Ciprofloxacin 2 × 500–750 mg p. o. für 7–10 Tage oder Levofloxacin
1 × 500–750 mg p. o. für 7–10 Tage oder Cefpodoxim 2 × 200 mg
p. o. für 10 Tage
Alternativen: Amoxicillin/Clavulansäure 2 × 1000 mg p. o., nur
nach Antibiogramm

Pyelonephritis in der Schwangerschaft

Cefpodoxim 2 × 200 mg p. o. für 10 Tage, stets nach Antibiogramm, Klinikeinweisung erwägen

Akute Pyelonephritis bei Männern

Cefpodoxim 2 × 200 mg p. o. für 10 Tage oder Ciprofloxacin
500–750 p. o. oder Levofloxacin 1 × 500–750 mg für 7–10 Tage
(lokale Resistenzsituation und Antibiogramm beachten)

Pyelonephritis

Bemerkungen:

– Akut: Mikroskopische und bakteriologische Urinkontrolle
  3–5 Tage nach Beginn der Chemotherapie (Urin muss dann
  steril sein)
– *Chronisch:* Mikroskopische, bakteriologische Urinkontrolle bis
  3 Wochen nach Beendigung der *Therapie;* wöchentlich, dann
  3 Monate lang monatlich, dann 3-mal in halbjährlichem Abstand

Q-Fieber

Erreger:

Coxiella burnetii

Therapie:

Akut: Doxycyclin 2 × 100 mg p. o. oder i. v. für 14–21 Tage; Chinolone bei Meningoencephalitis
Endokarditis oder chronische Form: Chloroquin mindestens
12 Monate;

Bemerkungen:

Bei akuter Hepatitis im Rahmen des Q-Fiebers ist aufgrund der
starken Immunantwort die Gabe von 40 mg/Tag Prednison für
7 Tage sinnvoll; bei chronischem Q-Fieber Antikörperkontrolle
1/4-jährlich

Salpingitis (Adnexitis, pelvic inflammatory disease)

Häufigste Erreger:

Chlamydien, Gonokokken, Bacteroides-Spezies, Enterobakterien,
Streptokokken, Mykoplasmen

Salpingitis (Adnexitis, pelvic inflammatory disease)

Primäre Therapie:

250 mg Ceftriaxon i. m. oder i. v. einmalig, dann Doxycyclin
p. o. ± Metronidazol für 14 Tage

Alternativen:

Chinolon + Metronidazol; Moxifloxacin 400 mg/die p. o. für 10–14
tage

Bemerkungen:

– Therapiedauer: 10–14 Tage
– Immer Partner mitbehandeln
– In der Schwangerschaft: Makrolide statt Doxycyclin
– Laparoskopie, wenn nicht-invasive Diagnostik ergebnislos

Scharlach

Tonsillitis

Sinusitis

Häufigste Erreger:

Akut: Viren, Pneumokokken, H. influenzae, Moraxellen,
Staphylokokken
Chronisch: Staphylokokken, Streptokokken, H. influenzae,
Anaerobier

Sinusitis

Primäre Therapie:

Akut (nur bei nichtansprechen auf symptomatische Behandlung): Amoxicillin 3 × 750 mg p. o. für 5–7 Tage oder bei schwerem Krankheitsbild: Amoxicillin/Clavulansäure 3 × 1 g p. o. für 7–10 Tage oder Cefpodoxim 2 × 200 mg p. o. für 5–7 Tage oder bei Betalaktam-Allergie: Levofloxacin 1 × 500 mg p. o. für 5–10 Tage oder Doxycyclin 1 × 200 mg p. o. Für 10 Tage, Ampicillin ± Sulbactam, 10–14 Tage
Chronisch: Antibiotikatherapie häufig nicht notwendig bzw. effektiv
Bei akuter Exazerbation in Einzelfällen Therapie wie akut: Therapie wie akut, z. B. Amoxicillin/Clavulansäure, oder Cefpodoxim

Bemerkungen:

Die häufigsten akuten Sinusititen werden durch Viren verursacht. Die Behandlung sollte durch Irrigation mit physiologischer Kochsalzlösung durchgeführt werden. Effektiv ist die Behandlung mit cortisonhaltigem Nasenspray. Eine Antibiotikagabe für bakterielle Sinusititen kann bei schwerem Krankheitsbild durchgeführt werden, wenn Fieber, Schmerzen und eitriger Ausfluss nachweisbar sind, die Symptomatik über 10 Tage ohne Antibiotikatherapie besteht oder vorherige Antibiotikatherapie erfolglos war. Penicillinresistenz von Pneumokokken bei MHK >1 mg/l; partiell resistent bei MHK 0,1–1 mg/l; in beiden Fällen Cefotaxim, Ceftriaxon, Levofloxacin, Moxifloxacin. Aktuelle Pneumokokkenresistenz in Deutschland S. 27
Bei chronischer Sinusitis ist es sinnvol eine mikrobiologische Kultur mit Antibiogramm anzulegen.

Syphilis

Erreger:

Treponema pallidum

Syphilis

Therapie:

1. Primäre, sekundäre und latente Syphilis mit Verlauf von weniger als einem Jahr:
   Benzathin-Penicillin: 2,4 Mio I. E. i. m. als Einmalgabe
   Bei Penicillinallergie:
   a) Doxycyclin 2 × 100 mg 14 Tage
   b) Ceftriaxon 1 g/Tag i. m. oder i. v. 8–10 Tage
2. Syphilis mit einem Verlauf von mehr als einem Jahr (latente Syphilis, kardiovaskuläre Syphilis):
   Benzathin-Penicillin: 2,4 Mio I. E. i. m. wöchentlich für 3 Wochen
   Bei Penicillinallergie:
   a) Doxycyclin 2 × 100 mg 28 Tage
   b) Tetracyclin 4 × 500 mg 28 Tage
3. Syphilis in der Schwangerschaft:
   Benzathin-Penicillin: 2,4 Mio. I. E. i. m.
   Bei Penicillinallergie:
   Ceftriaxon 250 mg/Tag i. m. 10 Tage (Parallelallergie ausschließen!)
4. Neurosyphilis:
   Klinikeinweisung zur i. v.-Behandlung

Tonsillitis, eitrige

Häufigste Erreger:

A-Streptokokken

Primäre Therapie:

Penicillin V 3 × 1–1,5 Mio. I. E. für 10 Tage

Alternativen:

Oralcephalosporine (2. Gen.) Cefalexin 3 × 1 g für 7 Tage oder Makrolide oder Clindamycin

Tonsillitis, eitrige

Bemerkungen:

Resistenzrate der Streptokokken gegen Makrolide in Deutschland ansteigend (10–20 %). Bei persistierendem A-Streptokokken-Nachweis mit Tonsillitis/Pharyngitis: Clindamycin (5 Tage)

Diagnostik:

Rachenabstrich, Versand in Transportmedium. Bei Streptokokkenverdacht sofort Behandlung beginnen, wenn Abstrich negativ, dann gleich wieder absetzen. Bei klinischem Erfolg einer Antibiotikatherapie keine Kontrollabstriche; diese bleiben in bis zu 25 % positiv, haben aber bei fehlender klinischer Symptomatik keine epidemiologische Bedeutung, mit Ausnahme bei Scharlach- oder Anginaepidemie; nur dann müssen (selten!) auch asymptomatische Keimträger behandelt werden (auch Antibiotikaprophylaxe, S. ..)

Toxoplasmose

Erreger:

Toxoplasma gondii

Toxoplasmose

Therapie:

- Erwachsene und Kinder: Pyrimethamin (2 × 100 mg am 1.Tag, dann 50 mg/Tag p. o.) + Sulfadiazin 4 × 1–1,5 g p. o. + Folinsäure 3 × 10–15 mg/Woche p. o.; Therapie bis 1–2 Wochen nach Verschwinden der Symptome; Folinsäure noch eine Woche länger geben
- Schwangerschaft: bis 18. SSW: 3 × 1 g Spiramycin p. o.
- Zerebrale Toxoplasmose bei AIDS: Pyrimethamin (1 × 200 mg, dann 75–100 mg p. o.) + Sulfadiazin 4 × 1–1,5 g p. o. + Folinsäure 10 mg/die; Therapie mindestens 4–6 Wochen nach Verschwinden der Symptome, dann Suppressionstherapie
- Alternativen zu Sulfadiazin: 4 × 600 mg Clindamycin; Atovaquon 4 × 750 mg, Clarithromycin 2 × 1 g; Azithromycin 1 × 1,5 g
- Suppressionstherapie: wie Akuttherapie aber halbe Dosierung bis CD4-Zellen >200/μl für 3 Monate
- Primärprophylaxe (bei CD4 < 100 μl): Cotrimoxazol 160/800 mg/Tag p. o. oder Dapson 100 mg/Tag oder Dapson 50 mg/Tag + Pyrimethamin 50 mg/Woche + 30 mg Folinsäure/Woche
- ZNS- oder Augenbeteiligung: zusätzlich Prednisolon 1 mg/kg/die in 2 Dosen bis Liquorprotein fallend bzw. Chorioretinitis am Abklingen

Tuberkulose

Erreger:

M. tuberculosis und atypische Mykobakterien

Tuberkulose

Primäre Therapie von Organtuberkulosen:

– 6-Monats-Regime (Standardtherapie): Initialphase (2 Monate): INH + Rifampicin + Pyrazinamid (PZA) + Ethambutol täglich. Stabilisierungsphase (4 Monate): INH + Rifampicin täglich oder INH + Rifampicin 2- bis 3-mal pro Woche.
– Bei Unverträglichkeit oder bekannter Resistenz gegen eine Standardsubstanz: evtl. längere Therapiedauer (Richtlinien zur medikamentösen Behandlung der Tuberkulose: Pneumologe 2001; 55: 494–511) (Empfehlungen zur medikamentösen Behandlung der Tuberkulose: AWMF Leitlinien 2017 ▶ https://www.awmf.org/leitlinien)
– In der Schwangerschaft: INH + Rifampicin + Ethambutol für 9 Monate; PZA ist kontraindiziert

Tuberkulöse Meningitis:

Gesamt-Therapiedauer 12 Monate

Bemerkungen:

Alle Antituberkulotika sollen auf einmal oder in kurzen Intervallen in voller Tagesdosis möglichst nach der Mahlzeit eingenommen werden. Anstelle von Rifampicin kann auch Rifabutin (Mycobutin®) gegeben werden. Bei Tuberkulose 300 mg/Tag p. o. (Kinder 5 mg/kg/Tag), bei Mycobacterium-avium-Infektion 450–600 mg/Tag p. o.
Für die Behandlung der Exposition und latenten Infektion mit M. tuberculosis (früher als Prophylaxe bezeichnet) mit INH sollte ein Experte hinzugezogen werden.

Ulkuskrankheit (peptisch)

Erreger:

Helicobacter pylori

Primäre Therapie:

Präprandial: Bismutsubsalicylat 2 × 1 Tbl. (262 mg) + Omeprazol 2 × 20 mg + 4 × 500 mg Tetracyclin + 3 × 500 mg Metronidazol für 14 Tage.

Alternativen:

Präprandial 2 × 20 mg Omeprazol p. o. + postprandial Amoxicillin 2 × 1 g p. o. + Clarithromycin 2 × 500 mg für 14 Tage.

Bemerkungen:

Therapieversagen bei der Dreifachtherapie (Alternative bis zu 20 %) Nicht-invasive Eradikationskontrolle 8 Wochen nach Therapieende empfohlen.

Urethritis (unspezifisch)

Häufigste Erreger:

Chlamydien, Mykoplasmen, Trichomonaden, Enterobakterien

Primäre Therapie:

Doxycyclin 2 × 100 mg/die p. o. für 1 Woche oder einmalige Gabe von 1 g Azithromycin p. o.

Alternativen:

Erythromycin (4 × 500 mg/die p. o. 7 Tage),Chinolone bei Verdacht auf Enterobakterien (Gramfärbung!), Metronidazol bei Trichomonaden (2 g p. o. als Einmalgabe)

Bemerkungen:

Mitbehandlung des Partners bei Chlamydien und Trichomonaden

Vaginitis (Kolpitis), Vulvovaginitis

Häufigste Erreger:

a) Bakterielle Vaginitis: Gardnerella vaginalis, Anaerobier, Mykoplasmen
b) Vulvovaginale Candidiasis: Candida albicans und andere Candida
c) Trichomoniasis: Trichomonas vaginalis

Primäre Therapie:

a) Metronidazol 2 × 400 mg p. o über 7 Tage oder Vaginalcreme
b) Fluconazol 150 mg p. o. als Einmalgabe
c) Metronidazol 2 g p. o. als Einmalgabe

Alternativen:

a) 2 × 300 mg Clindamycin p. o. über 7 Tage oder Vaginalcreme
b) 2 × 200 mg Itraconazol p. o. (1 Tag)
c) 2 × 400 mg Metronidazol p. o. über 7 Tage; 4 × 500 mg Tinidazol (1 Tag)

Bemerkungen:

a) bakterielle Vaginitis: übelriechender Fluor pH >4,5 Partner Mitbehandlung bei Symptomen
   Alternative Lokalbehandlung: Clindamycin-Creme
b) Candidiasis: geruchloser, käsiger Fluor, pH <4,5; Partnermitbehandlung nur bei Symptomen, Reinfektions- oder Rezidivprophylaxe bei Candidiasis (≥4 Episoden/Jahr): Fluconazol 100 mg/Woche oder Clotrimazol vag. supp. 500 mg/Woche, jeweils über 6 Monate
c) Alternative Lokalbehandlung: Azolderivate (Nystatin weniger wirksam),
   Trichomoniasis: übelriechender Fluor pH >4,5; immer Partner mitbehandeln (2 g Metronidazol Einmalgabe)
   Alternative Lokalbehandlung: Metronidazol-Vaginalgel

Zystitis (Harnwegsinfektion, S. 139)

Mindestbehandlungsdauer von bakteriellen Infektionen

© Springer-Verlag Berlin Heidelberg 2019
U. Frank, *Antibiotika in der Praxis 2019 – 2020,* 1x1 der Therapie,
https://doi.org/10.1007/978-3-642-25627-1_10

◻ Tab. 10.1   Mindestbehandlungsdauer von bakteriellen Infektionen

Erkrankung	Therapiedauer (Tage)
Arthritis	14–21
Borreliose	14–28
Bronchitis	5–10
Cholezystitis	7
Diphtherie	7–14
Divertikulitis	7–10
Epididymitis	10–14
Erysipel	10
Gonorrhö	1–7
Harnwegsinfektion	3
Osteomyelitis, akut	28–42
Osteomyelitis, chronisch	180
Otitis media	5–10
Parotitis	14
Pertussis	14
Pneumonie	7–10
Staphylokokken	28
Pneumocystis	21
Legionellen	7–14
Prostatitis, akut	10–14

(Fortsetzung)

◘ Tab. 10.1 (Fortsetzung)

Erkrankung	Therapiedauer (Tage)
Prostatitis, chronisch	42
Pyelonephritis	14
Salpingitis	10–14
Sinusitis	5–10
Tonsillitis/Scharlach	5–10
Ulkuskrankheit	7
Urethritis	7

Anmerkungen   Die ◘ Tab. 10.1 gibt lediglich Anhaltspunkte über die Mindestbehandlung bzw. die durchschnittliche Behandlungsdauer verschiedener Erkrankungen. Anhaltspunkt für Mindestbehandlungsdauer: bis 3 Tage nach Entfieberung und klinischer Besserung. Wenn nach 3–4 Tagen keine klinische Besserung und Absinken erhöhter Temperatur erfolgen, dann Therapie absetzen, umsetzen oder an Diagnose zweifeln. **Je länger eine Antibiotikatherapie gegeben wird, umso größer ist die Gefahr einer Erregerselektion, Resistenzentwicklung oder Superinfektion (z. B. mit Pilzen!). Wird eine Therapie als unnötig erkannt, soll sie sofort (!!) abgesetzt werden und muss nicht, z. B. zur Vermeidung einer Resistenzentwicklung, insgesamt ca. 5 Tage gegeben werden.**

Versagen der Antibiotikatherapie

© Springer-Verlag Berlin Heidelberg 2019
U. Frank, *Antibiotika in der Praxis 2019 – 2020,* 1x1 der Therapie,
https://doi.org/10.1007/978-3-642-25627-1_11

Wenn die Antibiotikatherapie nicht den gewünschten Erfolg zeigt, hat dies im Wesentlichen 3 Gründe:

1. Patient
- Verminderte körpereigene Abwehr (Zytostatikatherapie, Karzinom, Diabetes, Alkohol-Krankheit, Leberzirrhose usw.)
- Fremdkörper (Venenkatheter, Blasenkatheter, Hydrozephalusventil, Trachealtubus)
- Abszess oder schwer zugänglicher Infektionsort (Osteomyelitis, Endokarditis)
- Drug-Fieber (Patient entfiebert nicht!)
- Patient nimmt Antibiotika nicht (bis zu 30 %!)

2. Erreger
- Isolierter Erreger verursacht nicht die Infektion (falsche Probenentnahme, falscher Transport, Mischinfektion)
- Virusinfektion, Pilzinfektion!
- Mischinfektion oder isolierter Erreger ist nur Kontamination
- Superinfektion (Krankenhausinfektion, Pilze!)
- Resistenzentwicklung (relativ selten)
- Selektion resistenter Anteile der Erregerpopulation
- Erregerwechsel unter Therapie (bes. Pilzinfektionen)

3. Antibiotikum
- Falsche Dosierung oder Applikation
- Schlechte Penetration zum Infektionsort
- Inaktivierung des Antibiotikums durch Infusionsflüssigkeit oder gleichzeitig verabreichte Medikamente
- Antagonismus von Antibiotikakombinationen
- Zu kurze Therapiedauer (z. B. Wechseln des Antibiotikums alle 2 Tage)
- Falsche Resistenzbestimmung im Labor (bis zu 20 % der Fälle!)

Antibiotikatherapie in der Schwanger- schaft und Stillzeit

© Springer-Verlag Berlin Heidelberg 2019
U. Frank, *Antibiotika in der Praxis 2019 – 2020*, 1x1 der Therapie,
https://doi.org/10.1007/978-3-642-25627-1_12

Antibiotika sind in der Schwangerschaft und Stillzeit hinsichtlich ihrer Sicherheit und Unbedenklichkeit klassifiziert in die Kategorien A, B, C, D. Beta-Laktamantibiotika hemmen die Zellwandsynthese der Bakterien. Da vergleichbare Stoffwechselschritte beim Menschen nicht vorkommen, sind z. B. Penicilline auch in der Schwangerschaft unbedenklich. Dennoch sollten vorzugsweise ältere Vertreter dieser Gruppe verwendet werden.

Eine genaue Diagnostik ist unerlässlich während der gesamten Schwangerschaft und Stillzeit.

- **Klasse A: Unbedenklich während der Schwangerschaft**

Kontrollierte Studien an schwangeren Frauen haben kein erhöhtes Risiko für den Fetus während des 1. Trimesters ergeben.
- Nystatin vaginal

- **Klasse B: Unbedenklich während der Schwangerschaft und Stillzeit: strenge Indikationsstellung**

Die experimentellen Untersuchungen ergaben keine Hinweise auf embryopathische oder teratogene Wirkungen.

Amphotericin B	Erythromycin
Azithromycin	Ethambutol
Aztreonam	Fosfomycin
Cephalosporine	Meropenem
Clindamycin	Metronidazol
Daptomycin	Nitrofurantoin
Ertapenem	Rifabutin

- **Klasse C: Strenge Indikationsstellung während der gesamten Schwangerschaft und in der Stillzeit**

Tierversuche ergaben Hinweise auf embryopathische oder teratogene Wirkungen. Es gibt nur unzureichende oder keine Studien zum Risiko beim Menschen. Der potenzielle Nutzen des Arzneistoffes rechtfertigt jedoch (möglicherweise) die Anwendung während der Schwangerschaft trotz möglicher Risiken.

Anidulafungin	Isoniazid
Azole: Isavuconazol, Itraconazol, Ketoconazol, Posaconazol	Linezolid
Caspofungin	Micafungin
Clarithromycin	Pyrazinamid
Chloramphenicol	Quinolone
Colistin	Rifampin
Cotrimoxazol	Telavancin
Imipenem	Vancomycin

- **Klasse D: Kontraindiziert während der gesamten Schwangerschaft und Stillzeit**

Folgende Antibiotika sind nicht einzusetzen, es sei denn, es gibt keine bessere Alternative. Missbildungen bzw. irreversible Schädigungen des Fetus/Neugeborenen bekannt bzw. vermutet. Spezifische Information vor Einsatz notwendig.

- Aminoglykoside
- Fluconazol
- Tetrazykline
- Tigecyclin
- Voriconazol

Antibiotika bei Lebererkrankungen

© Springer-Verlag Berlin Heidelberg 2019
U. Frank, *Antibiotika in der Praxis 2019 – 2020,* 1x1 der Therapie,
https://doi.org/10.1007/978-3-642-25627-1_13

Für folgende Antibiotika sollten bei schweren Lebererkrankungen Alternativen verwendet bzw. sollte die Dosis reduziert werden

- Amoxicillin/Clavulansäure
- Azithromycin
- Cefotaxim
- Ceftriaxon (Dosisreduktion bei gleichzeitiger Niereninsuffizienz)
- Chloramphenicol
- Clarithromycin
- Clavulansäure
- Clindamycin
- Cotrimoxazol (Dosisreduktion)
- Doxycyclin
- Erythromycin (v. a. E.-Estolat; Dosisreduktion)
- Fluconazol
- INH (Dosisreduktion)
- Itraconazol (Dosisreduktion)
- Linezolid (Risikoabwägung)
- Metronidazol (Antabus-Syndrom!)
- Moxifloxacin (Dosisreduktion)
- Protionamid
- Pyrazinamid
- Rifampicin, Rifabutin
- Roxithromycin (Dosisreduktion)
- Tetrazykline

Wichtig Es gibt außerordentlich wenige Untersuchungen über Antibiotikatherapie bei eingeschränkter Leberfunktion. Die angegebene Tabelle ist daher unvollständig.

Lokalantibiotika

© Springer-Verlag Berlin Heidelberg 2019
U. Frank, *Antibiotika in der Praxis 2019 – 2020,* 1x1 der Therapie,
https://doi.org/10.1007/978-3-642-25627-1_14

Kontraindikationen von Lokalantibiotika

- Wundinfektionen mit Abflussmöglichkeit von Eiter und Sekret (z. B. Nebacetin®)
- Abszesse
- Angina, Pharyngitis, Tonsillitis. Fast alle Medikamente, die zur Lokalbehandlung einer Angina oder Pharyngitis verordnet werden, enthalten unnötige Lokalantibiotika oder Desinfektionsmittel (z. B. Broncho-Tyrosolvetten®, Dorithricin® Halstabletten, Dobendan® usw.)
- Spülung von Blasenkathetern
- kleinflächige Verbrühungen und Verbrennungen (z. B. Terracortril® Spray)

Merke! Penicilline, Sulfonamide, Tetracycline, Framycetin und Neomycin sollten bei Infektionen der Haut nicht mehr angewendet werden, da sie häufig Allergien verursachen und die meisten Erreger von eitrigen Infektionen der Haut – Staphylococcus aureus, Streptokokken, Pseudomonas aeruginosa und andere gramnegative Keime – gegen Penicilline, Sulfonamide, Tetrazykline, Neomycin und Framycetin resistent geworden sind. Neomycin gehört zu den Substanzen, die am häufigsten Kontaktallergien verursachen. Alternativen sind: Tyrothricin, Polymyxin (gramnegative Keime) oder Bacitracin, Fusidinsäure (grampositive Keime), Mupirocin (Staphylokokken, Streptokokken).

Mögliche Indikationen für Lokalantibiotika

- Impetigo contagiosa
- eitrige Konjunktivitis, Trachom
- chronische, eitrige Osteomyelitis
- (z. B. Gentamicinkugeln oder -ketten)
- superinfizierte Ekzeme

Merke! In sehr vielen Fällen kann das Lokalantibiotikum durch Antiseptika (z. B. Betaisodona®-Lösung, Betaisodona®-Salbe, Braunol®) ersetzt werden. Polyvidonjodhaltige Lösungen können bei Lokalapplikation Brennen verursachen. Dies kann durch 1:10- bis 1:100-Verdünnung der Lösung weitgehend verhindert werden, ohne dass dadurch ein erheblicher Wirkungsverlust eintritt. Solange die Lösung nach Applikation braun bleibt, besteht Wirksamkeit. Wird die Lösung durch Wundsekret, Eiter, Blut entfärbt, so bedeutet dies, dass die Lösung unwirksam geworden ist. Eine Resistenzentwicklung gegen polyvidonjodhaltige Präparate ist bisher nicht bekannt. Dagegen beobachtet man bei allen Antibiotika, die vorwiegend lokal eingesetzt werden, eine zunehmende Resistenzentwicklung. Dies gilt auch für Gentamicin (z. B. Refobacin®-Creme). Daher sollte man sich bei der Lokalapplikation im Wesentlichen auf Substanzen beschränken, die bei der parenteralen Therapie keine oder nur eine sehr geringe Indikationsbreite haben, wie z. B. Bacitracin, Tyrothricin, Polymyxin oder Mupirocin.

Antibiotika- und Infektionsprophylaxe

© Springer-Verlag Berlin Heidelberg 2019
U. Frank, *Antibiotika in der Praxis 2019 – 2020*, 1x1 der Therapie,
https://doi.org/10.1007/978-3-642-25627-1_15

Siehe ◖ Tab. 15.1.

◖ **Tab. 15.1** Antibiotika- und Infektionsprophylaxe	
Erkrankung	**Prophylaxe**
Endokarditis	
I. Nach rheumatischem Fieber, rheum. Chorea, rheum. Herzvitium (auch bei künstlichen Herzklappen)	Benzathin-Penicillin G i. m. 1,2 Mio I. E. alle 3 Wochen bzw. Penicillin V 600.000 I. E./die verteilt auf 2 Dosen p. o. bzw. Erythromycin bei Penicillinallergikern (2 × 250 mg/die p. o.)[a] *Kinderdosen:* 1 × 600.000 I. E. Benzathin-Penicillin i. m. (<25 kg); 1 × 1,2 Mio I. E. i. m. (>25 kg) 1 × /Monat; 2 × 200.000 I. E./die Penicillin V p. o. (<25 kg); >25 kg wie Erwachsene. Penicillinallergie: 25 mg Erythromycin, Cefalexin 50 mg pro kg/die p. o. verteilt auf 2 Tagesdosen
II. Bei künstlichen Herzklappen (mechanische und biologische Prothesen auch TAVI_Prothesen, rekonstruierte Klappen unter Verwendung von prothetischem Material), Endokarditis in der Vorgeschichte, kongenitalen Herzvitien[b]	Schema A o. B (bei Penicillinallergie Schema C)

(Fortsetzung)

◨ Tab. 15.1   (Fortsetzung)

Indikationen

Bei allen zahnärztlichen oder kieferorthopädischen Eingriffen mit potentieller Schleimhautverletzung, Blutung, Zahneingriffen mit Manipulation der Gingiva bzw. der periapikalen Zahnregion oder Perforation der oralen Mukosa

Bei Eingriffen in infiziertes Gewebe: Hier kann im Einzelfall eine Prophylaxe der infektiösen Endokarditis sinnvoll sein; Ausfall des Antibiotikums nach Infektionstyp ggf. Rücksprache mit einem Infektiologen

Schema	Erwachsene
Schema A	Erwachsene: Amoxicillin 2 g p. o. (>70 kg: 3 g), 1 h vor Eingriff Kinder: Amoxicillin 50 mg/kg p. o. 1 h vor Eingriff <15 kg: Amoxicillin 0,75 g p. o.; 15–30 kg: Amoxicillin 1,5 g p. o >30 kg Amoxicillin 2 g p. o. (wie Erwachsene)
Schema B	Erwachsene: Ampicillin 2 g i. m. oder i. v., 1/2–1 h vor Eingriff Kinder: Ampicillin 50 mg/kg i. m. oder i. v., 1/2 h vor Eingriff
Schema C	Erwachsene: Clindamycin 600 mg p. o. oder i. v., 1/2 h vor Eingriff (nach Empfehlung der European Society of Cardiology, 2015) **Kinder** Clindamycin 20 mg/kg p. o. Oder i. v., 1/2 h vor Eingriff (nach Empfehlung der European Society of Cardiology, 2015)

(Fortsetzung)

❏ Tab. 15.1   (Fortsetzung)

Erkrankung	Erreger
Diphtherie	Corynebact. diphtheriae

Prophylaxe	Bemerkungen
Erwachsene und Kinder >30 kg: 1 × 1,2 Mio I. E. Benzathin-Penicillin G i. m Kinder <30 kg: 1 × 600.000 I. E. Benzathin-Penicillin G i. m Bei Penicillinallergie: 40–50 mg/kg/die Erythromycin 7 Tage	Antibiotische Prophylaxe für alle engen Kontaktpersonen, unabhängig vom Impfstatus! Zusätzlich: Auffrischimpfung, wenn letzte Impfung länger als 5 Jahre zurückliegt; Grundimmunisierung bei unzureichendem oder fehlendem Impfschutz

(Fortsetzung)

◘ Tab. 15.1 (Fortsetzung)

Erkrankung	Erreger
Haemophilusinfluen-zae-Exposition	H. influenzae B

Prophylaxe	Bemerkungen
Erwachsene: 1 × 600 mg Rifampicin 4 Tage Kinder: 1 × 20 mg/kg Rifampicin 4 Tage Kinder <1 Monat: 1 × 10 mg/kg Rifam- picin 4 Tage	*Haushalt:* Für alle Kontaktpersonen, wenn: – mindestens 1 Kontakt-Kind (< 4 Jahre) ohne (vollständigen) Impfschutz ist, – ein Kleinkind (< 12 Monate) ohne Basis-Impfschutz ist, – ein Kontakt-Kind immunsupprimiert ist (unabhängig von dessen Impfstatus) – Wenn alle Kontaktpersonen > 4 Jahre oder mit komplettem Impfschutz, dann keine Prophylaxe *Kindergarten/Schule:* Für alle Kontakt-personen, wenn ≥ 2 Fälle innerhalb der letzten 60 Tage aufgetreten und Kinder ohne (vollständigen) Impfschutz sind. Bei Auftreten eines Falles keine Prophylaxe *Indexpatient:* Prophylaxe, wenn Therapie mit Ampicillin; keine Prophylaxe, wenn Therapie mit Ceftriaxon oder Cefotaxim

Erkrankung	Erreger
Harnwegs-infektionen, chron. rezidivierend	Stuhlflora

Prophylaxe	Bemerkungen
Harnwegsinfektion (S. 139.)	Reinfektionsprophylaxe

(Fortsetzung)

◻ **Tab. 15.1**   (Fortsetzung)

Erkrankung	Erreger
Meningokokken-Ex-position	Meningokokken
Erwachsene: 2 × 600 mg Rifam-picin p. o. 2 Tage; 1 × 500 mg Ciproflo-xacin p. o.; 1 × 500 mg Azithromycin p. o.; 1 × 250 mg Ceftriaxon i. m Kinder ≥ 1 Monat: 2 × 10 mg/kg Rifampicin p. o. 2 Tage; 1 × 10 mg/kg Azithromycin p. o.; 1 × 125 mg Ceftriaxon i. m Kinder ≤1 Monat: 2 × 5 mg/kg Rifampi-cin p. o. 2 Tage	Nur bei engen Kontakten (Familie, Kindergarten, Mund-zu-Mund-Beatmung, Intubation, Absaugen usw.) bis 7 Tage vor Auftreten der Erkrankung beim Index-Fall; Prophylaxe 10 Tage nach Kontakt nicht mehr sinnvoll
Erkrankung	**Erreger**
Neugeborenenkon-junktivitis	Gonokokken, Chlamydien
Prophylaxe	**Bemerkungen**
Credé-Prophylaxe (1 % Silbernitrat)	Nur noch bei Risikogruppen

(Fortsetzung)

◻ **Tab. 15.1**   (Fortsetzung)

Erkrankung	Erreger
Neugeborenensepsis	B-Streptokokken Screening vaginal und rektal In der 35.–37. SSW

Prophylaxe (Schwangere)	Bemerkungen
Penicillin G 5 Mio I. E. i. v. initial, dann 2,5 Mio I. E Alle 4 h oder Ampicillin 2 g i. v. initial, dann 1 g Alle 4 h bis zur Entbindung (mindestens 2 Dosen vor Entbindung). Bei Allergie: Clindamycin 900 mg i. v Alle 8 h	Neonatale Streptokokken-Infektion in der Anamnese; Bakteriurie mit B-Streptokokken in der SS; positives B-Streptokokken-Screening; bei unbekanntem B-Streptokokken Status plus Risikofaktor: Geburt vor 37. SSW, Blasensprung ≥18 h, Temperatur ≥38 °C intrapartum

Erkrankung	Erreger
Peritonitis, spontan bakteriell (SBP)	Enterobakterien, grampositive Kokken, Anaerobier

(Fortsetzung)

◻ **Tab. 15.1**   (Fortsetzung)

Prophylaxe	Bemerkungen
a) Ciprofloxacin 500 mg p. o b) Cotrimoxazol (160/800 mg p. o.) 5 Tage/Woche oder Ciprofloxacin 750 mg p. o./Woche	a) Patienten mit Zirrhose und oberer gastrointestinaler Blutung; b) Patienten mit Zirrhose, Aszites und vorausgegangener SBP

Erkrankung	Erreger
Pertussis	Bordetella pertussis
Erwachsene und Kinder: 40–50 mg/kg/die Erythromycin 14 Tage (max. 2 g/die) Erwachsene: Azithromycin 1 × 500 mg an Tag 1, 1 × 250 mg an Tag 2–5 Kinder <6 Monate: Azithromycin 1 × 10 mg/kg/die für 5 Tage Kinder >6 Monate: Azithromycin 1 × 10 mg/kg an Tag 1, dann 1 × 5 mg/kg an Tag 2–5	Alle engen Kontakte, unabhängig von Alter und Impfstatus; Unbehandelte Patienten sind ca. 4 Wochen kontagiös, behandelte während der ersten 5 Tage Antibiotikatherapie

Erkrankung	Erreger
Scharlach/Tonsillopharyngitis	A-Streptokokken

(Fortsetzung)

⬛ Tab. 15.1   (Fortsetzung)

Prophylaxe	Bemerkungen
Erwachsene und Kinder >30 kg: 1 × 1,2 Mio I. E. Benzathin-Penicillin G i. m Kinder <30 kg: 1 × 600.000 I. E. Benzathin-Penicillin G i. m Bei Penicillinallergie: Erythromycin, Oralcephalosporine 10 Tage	Nur bei Kontaktpersonen mit pos. Rachenabstrich und nur bei Epidemie (Schule, Kindergarten, Kaserne); Rachenabstriche von asymptomatischen Kontaktpersonen nur bei Epidemien

Erkrankung	Erreger
Splenektomie	Pneumokokken, Meningokokken, H. influenzae

Prophylaxe	Bemerkungen
Erwachsene und Kinder >5 Jahre: Penicillin V 2 × 250 mg tgl Kinder <5 Jahre: Penicillin V 2 × 125 mg/die oder Amoxicillin 20 mg/kd/die (gleichzeitig H.-influenzae-Prophylaxe) Bei Penicillinallergie 4 × 500 mg Erythromycin oder 2 × 500 mg Clarithromycin	*Kinder:* Pneumokokken- und HiB-Impfung: Pneumokokken-Auffrischimpfung alle 6 Jahre; Antibiotikaprophylaxe Kinder <5 bis zum 5. Lebensjahr, Kinder >5 für mindestens 1 Jahr nach Splenektomie (ggfs. bis 18. Lebensjahr) *Erwachsene:* Impfung wie Kinder; Penicillin V bei Immunsuppression oder maligner hämatologischer Grunderkrankung; Dauer der Prophylaxe unbekannt (ca. 2 Jahre) Sofort Amoxicillin/Clavulansäure p. o. (Selbstmedikation) bei Anzeichen eines fieberhaften Infektes

(Fortsetzung)

■ **Tab. 15.1** (Fortsetzung)

Erkrankung	Erreger
Staphylokokkenepidemie in Neugeborenenstation oder epidemische Staph.-Wundinfektionen	S. aureus

Prophylaxe	Bemerkungen
Mupirocinsalbe (Turixin®) ca. 5–7 Tage bzw. bis S. aureus aus Nasen-Rachen-Raum eliminiert ist (bei Versagen: erneut Mupirocin topisch und Rifampicin + Fusidinsäure p. o.)	Nur bei Staphylococcus aureus pos. Nasen-/Rachenabstrich bei Kontaktpersonen (insbes. Operateure, Pflegepersonal) (Suche nach Staphylokokkeninfektion bei Kontaktpersonen). Isolierung infizierter und kolonisierter Patienten; wenn Körperwaschung, dann mit PVP-Jod-Seife oder Octenidin

Erkrankung	Erreger
Syphilis	Treponema pallidum

Prophylaxe	Bemerkungen
Benzathin-Penicillin G 2,4 Mio I. E. i. m. einmalige Dosis, Ceftriaxon 1 g/die I. v., i. m. für 8–10 Tage, Azithromycin 1 × 2 g p. o	Innerhalb von 30 Tagen nach Exposition, allerdings kein sicherer Schutz

(Fortsetzung)

◘ Tab. 15.1 (Fortsetzung)

Erkrankung	Erreger
Tetanus	Clostridium tetani
Prophylaxe	**Bemerkungen**
250–500 I. E. Tetanus-Immunglobulin i. m. (Kinder u. Erwachsene)	Prophylaxe bei Verletzten mit fehlendem oder unzureichendem Impfschutz
Erkrankung	**Erreger**
Tuberkulose	Mycobacterium tuberculosis
Prophylaxe	**Bemerkungen**
Kinder: INH 10 mg/kg/die p. o.; Erwachsene: INH 5 mg/kg/die p. o.; Chemoprophylaxe zunächst für 3 Monate; wenn Tuberkulin-Konversion nach 3 Monaten, Behandlung auf 9 Monate erweitern (präventive Chemotherapie)	Menschen, die Haushaltskontakte mit an offener TB erkrankten Personen haben. Bei Kindern <5 Jahren unverzüglich nach radiologischem Ausschluss einer TB tägliche Gabe von INH über 2–3 Monate; altersunabhängig auch bei angeborener, erworbener oder medikamentös induzierter Immunschwäche (Chemoprophylaxe) Bei Kindern >5 Jahre, Jugendlichen und Erwachsenen <50 Jahre mit positiver Tuberkulin-Reaktion, unverzüglich nach radiologischem Ausschluss einer TB, fehlendem Hinweis auf INH-Resistenz und fehlender Kontraindikation tägliche Gabe von INH über 9 Monate (präventive Chemotherapie) Bei Erwachsenen >50 Jahre und bei Vorliegen eines erhöhten Erkrankungsrisikos Überprüfung der Indikation zur präventiven Chemotherapie nach individueller Risikogewichtung (Empfehlungen des Deutschen Zentralkomitees zur Bekämpfung der Tuberkulose; ► http://www.dzk-tuberkulose.de)

(Fortsetzung)

◘ Tab. 15.1   (Fortsetzung)

[a]Mit Karditis: Penicillin G 10 Jahre lang bzw. bis zum Erreichen des 25. Lebensjahres Ohne Karditis: Penicillin G 5 Jahre lang bzw. bis zum Erreichen des 18. Lebensjahres
[b]Zyanotische kongenitale Vitien, (nicht oder palliativ mit systemisch-pulmonalem Shunt operiert), Operativ oder interventionell unter Verwendung von prothetischem Material behandelte Herzfehler in den ersten 6 Monaten nach der Operation (z. B. nach Schirmchenverschluss. OFO/ASD), operativ oder interventionell therapierte Herzfehler mit Implantation von prothetischem Material (z. B. Conduits, mit oder ohne Klappe) und/oder residuellen Defekten, d. h. turbulenter Blutströmung im Bereich des prothetischen Materials (lebenslang)
[c]Keine Endokarditisprophylaxe bei Bronchoskopien ohne Biopsie
[d]Keine Endokarditisprophylaxe bei Gastro- oder Koloskopien

Pflanzliche Antibiotika

© Springer-Verlag Berlin Heidelberg 2019
U. Frank, *Antibiotika in der Praxis 2019 – 2020,* 1x1 der Therapie,
https://doi.org/10.1007/978-3-642-25627-1_16

Natürliche Antibiotika sind ein wichtiger Bestandteil der mikrobiellen Abwehr in den Ökosystemen der Natur. Sie kommen zumeist in Pflanzen vor, die sich mit diesen Stoffen wirkungsvoll gegen Mikroorganismen verteidigen. Ihre Wirkung wird in der Naturheilkunde vom Menschen therapeutisch genutzt. Die Wirkmechanismen pflanzlicher Antibiotika sind vielfach noch unerforscht. Offensichtlich werden aber häufig nicht nur Bakterien, sondern auch Viren und Pilze gehemmt. Nicht selten wird mit ihrer Hilfe auch das Immunsystem stimuliert und/oder moduliert.

Rund 90 % aller Erkältungskrankheiten werden beispielsweise von Viren verursacht, so dass die klassischen Antibiotika hier die Wirkung verfehlen. Bei häufig unnötigem Einsatz klassischer Antibiotika besteht eine erhöhte Gefahr der Resistenzbildung. Die Bakterien verändern sich hierbei so, dass das Antibiotikum nicht mehr wirksam ist. Aktuelle wissenschaftliche Daten belegen, dass bei Personen, die klassische Antibiotika (z. B. Makrolide) einnehmen, die Zahl der resistenten Bakterien um mehr als die Hälfte ansteigt. Selbst nach einem halben Jahr kann die Rate der resistenten Erreger noch erhöht sein. Dies betrifft nicht nur die behandelten Patients selbst, sondern häufig auch deren Kontaktpersonen. Wenn also bei einem grippalen Infekt gleich zu einem Antibiotikum gegriffen wird, besteht ein akutes Risiko für das Auftreten antimikrobieller Resistenzen.

In diesem Zusammenhang kann der Einsatz pflanzlicher Antibiotika von Vorteil sein. Diese schädigen i. d. R. nicht die mit dem Menschen in Symbiose lebenden, nützlichen Bakterien (z. B. im Darm), und es kommt nicht zu einer Schwächung der allgemeinen Abwehrkräfte. Nicht selten eignen sich pflanzliche Antibiotika zur Vorbeugung (Prophylaxe) von Infektionen, die rezidivierend auftreten, wie z. B. Hals- und Blasenentzündungen. Darüber hinaus fördern die Heilpflanzen und ihre Inhaltsstoffe häufig die Wundheilung und regen die Bildung neuen Gewebes an. Zusätzlich versorgen sie den Körper mit Vitaminen, Mineralstoffen,

Spurenelementen und anderen Vitalstoffen. Alle Kreuzblütler (z. B. Meerrettich) und fast alle Liliengewächse (z. B. Knoblauch) enthalten stark antibiotisch wirksame Stoffe, mit denen sich diese Pflanzen vor schädlichen Mikroorganismen schützen. Die antimikrobielle Wirkung ist meist auf die enthaltenen Schwefelverbindungen und ätherischen Öle zurückzuführen. Mit Hilfe moderner Verfahren können die Naturstoffe identifiziert, charakterisiert und für die Therapie nutzbar gemacht werden. Je nach Pflanze sind natürliche Antibiotika in den verschiedensten Darreichungsformen erhältlich, z. B. als Tabletten, Tropfen, Tees, Gels oder Cremes.

Einige bekannte natürliche Antibiotika, ihre Eigenschaften und häufige Anwendungsgebiete sind in ◻ Tab. 16.1 aufgeführt. Bei den gelisteten Handelspräparaten handelt es sich meistens um Kombinationen verschiedener pflanzlicher Zubereitungen.

◻ Tab. 16.1 Auswahl natürlich-pflanzlicher Antiinfektiva (Handelspräparate)

Cranberry
TUIM Urofemin®

– Hemmung der Adhäsion der Bakterien (v. a. E. coli) an das Urothel der Harnblase durch die Proanthocyanidine. Die Wirkung beginnt etwa 2 h nach Einnahme und hält über 12 h an.
   a) zur Prophylaxe und unterstützenden Therapie der Blasenentzündung und Harnwegsinfektionen

Kamille
Rapako®comp, Escatitona®, Zimpels Erkältungskomplex I, Entzündungstropfen N, Imupret®, Kamillin-Extern-Robugen®, Kamillosan®, Kamistad®N, Matmille® N-Salbe, Parodontal®Mundsalbe, PC30N Lösung usw.)

(Fortsetzung)

◻ **Tab. 16.1**   (Fortsetzung)

– antibakteriell, krampflösend, entzündungshemmend, wundheilungsfördernd
  a) Haut- und Schleimhautentzündungen (äußere Anwendung), entzündliche Erkrankungen der Luftwege (Inhalationen)

Kapland-Geranie
Umckaloabo®

– hemmt die Anheftung von Krankheitserregern an die Schleimhäute, verstärkt Virenabwehr, schleimlösend
  a) akute Bronchitis

Kapuzinerkresse, Meerrettich
Angocin®Anti-Infekt, Nephroselect®M

– antibakteriell (auch gegen einige multiresistente Krankheitserreger), hemmt die Virusvermehrung, wirkt gegen Pilze
  a) Atemwegsinfektionen wie Bronchitis, Sinusitis (Nebenhöhlenentzündung) und grippale Infekte, Harnwegsinfekte; kann auch prophylaktisch gegen Infekte eingesetzt werden

Knoblauch, Zwiebel
Muco-cyl Schleimhaut-Complex Ho-Len-Complex® und Ho-Fu-Complex Tropfen

– keimhemmend, senkt Cholesterinspiegel, mild blutdrucksenkend, hemmt Aggregation (Verkleben) der Blutplättchen
  a) Vorbeugung von Arterienverkalkung und Thrombose; Anregung der Funktion im Magen-Darm-Trakt, unterstützend bei Bluthochdruck

(Fortsetzung)

◘ Tab. 16.1   (Fortsetzung)

Koriander
Coritop® Lipolotion

- antimikrobielle Wirkung auf eine Vielzahl von Bakterien- und Pilzspezies
- antiinflammatorische Wirkung im UV-Erythemtest
- sehr gute Verträglichkeit bei topischer Anwendung
  a) Hauterkrankungen, infizierte Dermatosen, Neurodermitis

Salbei
Aperisan-Gel, Parodontal®, Salbei Curarina®, Salviathymol®N, Salvysat®Bürger, Zimpels Erkältungskomplex I usw

- antibakteriell, entzündungshemmend, adstringierend, schweißhemmend
  a) Entzündungen im Mund-, Rachenraum und an den Mandeln, Husten, starkes Schwitzen, Wechseljahre

Teebaum

- antibakteriell, wirkt auch gegen Viren und Pilze, entzündungshemmend
(nur äußerlich anwenden!)
  a) Akne, Herpes, Pilzerkrankungen der Haut, Furunkel, Karbunkel, Wunddesinfektion

Thymian
Aspecton®, Biotuss®, Bronchicum®, Bronchipret®, Drosithym®N Bürger, GeloBronchial®, Hustagil®Thymian, Pertussin®, Phytobronchin®, Soledum®, tetesept Erkältungskapseln, Thymian Curarina®, Thymipin®N, Thymiverlan®, Tussamag®, Tussiflorin® usw

- antibakteriell, antiviral, krampflösend, schleimlösend, verdauungsfördernd
  a) Bronchitis, Keuchhusten; Völlegefühl, Blähungen, Appetitlosigkeit; Entzündungen im Mundbereich (Spülung)

Wichtige Hygienefragen aus der Praxis

© Springer-Verlag Berlin Heidelberg 2019
U. Frank, *Antibiotika in der Praxis 2019 – 2020,* 1x1 der Therapie,
https://doi.org/10.1007/978-3-642-25627-1_17

17.1 Salmonellenausscheider in Schule oder Kindergarten

Frage: Ab wann darf ein asymptomatischer Salmonellenausscheider wieder in den Kindergarten, die Schule oder zurück an den Arbeitsplatz?

Antwort: Wenn der Patient wieder gesund ist, also keinen Durchfall mehr hat. Ein Kind wochen- oder gar monatelang zu Hause zu lassen, bis es dann schließlich keine Salmonellen mehr ausscheidet, ist hygienischer und epidemiologischer Unsinn und sehr häufig eine Qual für Eltern und Lehrer, vom Kind ganz abgesehen. Hygienischer Unsinn ist es deswegen, weil man mit relativ einfachen Maßnahmen eine Kreuzinfektion verhindern kann, wenn man erst einmal weiß, dass das Kind Salmonellen ausscheidet. Epidemiologischer Unsinn ist es allein schon deswegen, weil viele Kinder mit nur leichten Durchfällen von ihren Eltern ja überhaupt nicht zum Arzt gebracht werden bzw. viele Ärzte auch trotz Durchfall keine Stuhluntersuchung veranlassen, sodass die meisten Salmonellendurchfallerkrankungen ja überhaupt nicht diagnostiziert werden und somit auch die Mehrzahl der asymptomatischen Salmonellenausscheider unbehelligt Schule oder Kindergarten besuchen.

Was macht man nun mit einem Salmonellenausscheider (Dauerausscheider über viele Jahre gibt es fast nur bei Salmonella typhi oder paratyphi)?

Das Kind darf natürlich kein Essen zubereiten, z. B. im Kindergarten keinen Kuchen backen. Es muss sich nach dem Stuhlgang sorgfältig die Hände waschen. Das richtige Händewaschen sollte von der Erzieherin anfangs überwacht und dann später wenigstens gelegentlich kontrolliert werden. Natürlich darf das Kind die Toilette nicht stuhlverschmutzt hinterlassen, auch dies sollte gelegentlich überprüft werden. Gemeinschaftshandtücher sind verboten. Eine Extratoilette ist nicht notwendig, ebenso wenig wie eine routinemäßige Toilettendeckeldesinfektion. Mehr braucht es hygienisch sicher nicht!

Man muss sich immer wieder vor Augen halten, wie eine Salmonellose übertragen wird, nämlich fäkal-oral, d. h. das erkrankte Kind muss eine bestimmte Menge Salmonellen aus seinem Stuhl, meist mit den Händen oder nach Vermehrung in Nahrungsmitteln, in den Mund eines anderen Kindes bringen. Die Möglichkeit eines solchen Übertragungsweges ist im Kindergarten praktisch ausgeschlossen, wenn auf sorgfältiges Händewaschen geachtet wird.

Dementsprechend lautet die Empfehlung des Robert Koch-Instituts (RKI), dass Kinder <6 Jahren, die Salmonellen ausscheiden, Gemeinschaftseinrichtungen wieder besuchen dürfen, wenn nach ärztlichem Urteil eine Weiterverbreitung nicht mehr zu befürchten ist.

Ein Kind, welches asymptomatisch Salmonellen ausscheidet und noch gelegentlich in die Hose macht, muss allerdings zu Hause bleiben.

Natürlich kann auch Ihr erwachsener Patient, wenn er keinen Durchfall mehr hat, aber immer noch Salmonellen ausscheidet, in der Bank oder in einem anderen Büro, ja sogar in der Klinik (nur nicht bei abwehrgeschwächten Patienten wie z. B. auf Transplantationsstationen, bei Neugeborenen, auf Intensivstationen) arbeiten. Lediglich im Lebensmittelgewerbe darf er nicht tätig werden, solange er Salmonellen ausscheidet.

17.2   Scharlach in Schule und Kindergarten

Frage: Was ist bei angeblichen oder wirklichen Scharlachepidemien zu tun?

Antwort: Im Kindergarten und in der Schule ist Scharlach ausgebrochen! Mit dieser Information hat man schon ganzen Legionen von Eltern und Lehrern, v. a. aber Erzieherinnen Angst und

Schrecken eingejagt. In vielen Fällen stimmt die Information überhaupt nicht. Denn ein Kind mit hochrotem Kopf wegen Fieber, positivem Rachenabstrich und geschwollenen Halslymphknoten hat noch lange nicht Scharlach, sondern wahrscheinlich nur eine Streptokokkenangina. Scharlach wird von speziellen toxinproduzierenden A-Streptokokken-Stämmen verursacht und ein Einzelfall ist noch lange kein Ausbruch. Erst wenn kurz hintereinander mehrere Fälle von Scharlach in einer Schule oder im Kindergarten auftreten, sollte man von einer Epidemie sprechen. Nur im Fall einer wirklichen Scharlachepidemie sind folgende Maßnahmen notwendig:

1. Rachenabstriche von engen Kontaktpersonen (z. B. Familie, Spielkameraden, Kindergartengruppe, Klassenkameraden).

2. 10-tägige Penicillinbehandlung (bei Penicillinallergie Erythromycin) der Erkrankten, aber auch der asymptomatischen Keimträger. Nach 24 h Therapie sind beide nicht mehr ansteckungsfähig, d. h. das erkrankte Kind kann dann für die jeweilige Gemeinschaftseinrichtung – auch ohne schriftliches ärztliches Attest – wieder zugelassen werden.

3. 3–4 Tage nach Beendigung der Therapie Kontrollabstriche, die dann noch positiven Keimträger mit Clindamycin oder einem oralen Cephalosporin nachbehandeln, nicht wiederum Penicillin verwenden, da möglicherweise penicillinasebildende Keime im Rachen das Penicillin abbauen, was die Ursache für das Rezidiv sein könnte.

Machen Sie bitte unter keinen Umständen bei einer normalen Streptokokkenangina, auch wenn sie noch so schwer verläuft, einen „Kontrollabstrich", d. h. einen Abstrich nach Beendigung der Therapie. Bis zu 20 % der ordnungsgemäß behandelten Patienten können im Kontrollrachenabstrich noch positiv sein, ohne dass dies irgendeine infektiologische oder epidemiologische Konsequenz hätte. Je mehr Kontrollabstriche Sie bei normaler Angina machen, umso häufiger finden Sie natürlich irrelevante positive Rachenabstriche.

17.3 Wiederzulassung von Kindern mit Kopflausbefall zu Gemeinschaftseinrichtungen

Frage: Als Kinderarzt liege ich ständig im Streit mit dem hiesigen Gesundheitsamt, das fordert, dass Kinder mit Kopflausbefall erst wieder zur Schule bzw. zum Kindergarten zugelassen werden dürfen, wenn sie nissenfrei sind. Das bedeutet aber oftmals eine Abwesenheit der Kinder über mindestens 1–2 Wochen. In manchen Fällen waren Kinder auch erst nach mehreren Wochen letztlich nissenfrei. Ist „Nissenfreiheit" denn wirklich eine Voraussetzung zur Wiederzulassung von Kindern in Gemeinschaftseinrichtungen?

Antwort: Nach § 34 Abs. 1 IfSG (Infektionsschutzgesetz) dürfen Kinder nach Kopflausbefall zum Kindergarten wieder zugelassen werden, wenn „nach dem Urteil des behandelnden Arztes eine Weiterverbreitung der Verlausung durch sie nicht mehr zu befürchten ist". In den „Empfehlungen (des Robert-Koch-Instituts) für die Wiederzulassung in Schulen und sonstigen Gemeinschaftseinrichtungen" (Bundesgesundheitsblatt 44 [2001]: 830–843) steht, dass eine Wiederzulassung „nach erfolgreicher Behandlung" stattfinden soll.

Von „Nissenfreiheit" ist weder im IfSG noch in den Empfehlungen des RKI die Rede.

Von einer erfolgreichen Behandlung kann ausgegangen werden, wenn 24 h nach Applikation eines geeigneten Mittels (z. B. Pyrethrum) keine lebenden Kopfläuse mehr zu entdecken sind.

Es gibt zur Behandlung Präparate aus Allethrin oder Permethrin. Die Anwendung muss nach 9–10 Tagen wiederholt werden. Für Medizinprodukte, die Kokosöle oder Silikone enthalten und Läuse angeblich ersticken können, gibt es keine Studien, die Wirksamkeit ausreichend belegen. Darüber hinaus muss natürlich auch auf eine genügende „Umgebungshygiene" geachtet werden (Wechsel und Waschen der Bettwäsche etc.), ebenso wie auf die sachgerechte Anwendung des eingesetzten Therapeutikums. Nissen müssen mit einem sog. Nissenkamm mechanisch entfernt werden. Folgendes Protokoll des RKIs kann herangezogen werden:

Tag 1 - Mit Insektizid behandeln und anschließend nass auskämmen

Tag 5 - Nass auskämmen, um früh nachgeschlüpfte Larven zu entfernen, bevor sie mobil sind

Tag 9 - Erneut mit Insektizid behandeln, um auch spät geschlüpfte Larven abzutöten

Tag 13 - Kontrolluntersuchung durch nasses Auskämmen

Tag 17 - Evtl. letzte Kontrolle durch nasses Auskämmen

Nach erfolgter Behandlung sind die Kinder allerdings nicht immer „nissenfrei". Die Forderung nach Nissenfreiheit hat jedoch keinerlei Einfluss auf die Kontrolle der Kopflausausbreitung. Nissen, die weiter außen am Haar liegen, sind meist leer. Sie zu entfernen, hat keinerlei Effekt (aus ästhetischen Gründen natürlich sinnvoll). Nissen, die dicht an der Kopfhaut liegen, enthalten evtl. noch Larven (diese Nissen können übrigens mit einem Nissenkamm gar nicht entfernt werden). Doch auch diese Nissen spielen in der Ausbreitung von Kopfläusen in der Praxis keine Rolle.

Wir empfehlen daher folgendes Vorgehen: Nach adäquater Therapie und entsprechender „Umgebungshygiene" kann ein Kind nach Kopflausbefall wieder zur Schule oder zum Kindergarten zugelassen werden, auch wenn sich noch Nissen im Kopfhaar finden. Solche Kinder sollten lediglich weiter auf Kopflausbefall untersucht, also engmaschig kontrolliert werden.

Das Robert Koch-Institut empfiehlt in seinem Merkblatt für Ärzte „Kopflausbefall" (▶ www.rki.de), die Nissen mit Haarspülung und Läusekamm auszukämmen. Haare mit hartnäckig anhaftenden Nissen sollten nahe der Wurzel abgeschnitten werden. Eine eher zeitaufwändige, aber effektive Methode.

17.4 Was mache ich mit meinem infektiösen Praxismüll oder so genanntem Sondermüll?

Frage: Was mache ich mit meinem infektiösen Praxismüll oder so genanntem Sondermüll? Ist es sinnvoll, diesen Müll aus meiner Praxis von einem Spezialunternehmen entsorgen zu lassen?

Antwort: Erst einmal ganz ruhig bleiben und fragen, was ist überhaupt infektiöser Praxismüll?

1. Nur Müll von einem Patienten mit einer meldepflichtigen Erkrankung benötigt eine Sonderbehandlung.
2. Wichtiger Hinweis: Von diesem Sondermüll muss per definitionem eine Infektionsgefahr ausgehen. Beispiel: Die Stuhlwindel eines Salmonellenkindes ist sicher infektiös, aber die Papierunterlage, auf der das Kind lag, ist nicht infektiös, es sei denn, sie wurde mit Stuhl kontaminiert. Mit anderen Worten: In einer ärztlichen Praxis fallen pro Jahr nur wenige Kilogramm infektiösen Mülls an.

Die Einteilung des anfallenden Mülls in Abfallschlüssel-Gruppen erfolgt nach LAGA (❏ Tab. 17.1). Praxisabfälle können in der Regel mit dem Hausmüll zusammen entsorgt werden. Spezielle kommunale Regelungen müssen beachtet werden.

Spitze und scharfe Gegenstände dürfen nur dann noch dem normalen Hausmüll zugegeben werden, wenn sichergestellt werden kann, dass diese nicht frei werden, sprich, dass bei der Verdichtung des Abfalls die Kanülenentsorgungsbehältnisse nicht zerstört werden. Weiterhin muss garantiert werden, dass die Abfälle nicht manuell sortiert werden. Dieses gilt auch für verschmutzte Verbände und blutgefüllte Röhrchen.

Es ist wiederholt wissenschaftlich nachgewiesen worden, dass Müll aus ärztlichen Praxen nicht mehr Keime enthält als Hausmüll, eher das Gegenteil ist der Fall. Die Mehrzahl der

☐ Tab. 17.1 Wichtige Abfallgruppen in der ärztlichen Praxis	
180101: Spitze oder scharfe Gegenstände	Sammeln in sichern Behältern, anschließend meist Entsorgung über Restmülltonne möglich
180104: mit Blut, Sekreten und Exkreten behaftete Abfälle	Sammeln in sicheren Behältern, Transport in gekennzeichneten sicheren Behältern, Entsorgung nach Rücksprache mit dem Gesundheitsamt
180106: Chemikalienabfälle	Lagern in sicheren Behältern in gut belüfteten Räumen, Entsorgung meist als Sondermüll über Abfallwirtschaftshof
180109: Altarzneimittel	Außer Zytostatika meist Entsorgung über Restmülltonne möglich (nicht ins Abwasser)

salmonellenkontaminierten Stuhlwindeln landen im Übrigen ebenfalls im Hausmüll, u. a. deswegen, weil bekanntlich die meisten Salmonellendurchfallerkrankungen als solche überhaupt nicht diagnostiziert werden, v. a. wenn sie leicht verlaufen und deswegen die Patienten überhaupt nicht zum Arzt gehen.

17.5 Pakett- oder Teppichboden in der Praxis

Frage: Darf ich in meiner Praxis auch Pakett – oder Teppichböden verlegen lassen?

Antwort: Selbstverständlich dürfen Sie das! Es gibt keine hygienischen Gründe, Pakett – oder Teppichböden zu verbieten, zumal mittlerweile ausreichend untersucht ist, dass vom Fußboden praktisch keine Infektionsgefahr ausgeht. In den USA werden sogar Intensivstationen mit Teppich ausgelegt. Allerdings sind wegen der leichteren Reinigung, der geringeren Verfleckung und der besseren Möglichkeit einer gezielten Desinfektion andere Bodenbeläge zu bevorzugen.

17.6   Praxiswäsche

Frage: Muss Praxiswäsche einschließlich Berufskleidung und Schutzkittel desinfizierend gewaschen werden?

Antwort: Für nicht-kontaminierte Praxiswäsche und Berufskleidung müssen keine speziellen Desinfektionsmittel oder Waschverfahren eingesetzt werden. Sparen Sie sich also jedes Hygienewaschmittel, Hygieneweichspüler oder was sonst noch angeboten wird. Die Keimzahl in der Praxiswäsche muss natürlich so weit reduziert werden, dass nach dem Waschen keine Infektionsgefahr mehr besteht. Dies leisten aber praktisch alle Haushaltswaschprogramme. Kochen ist nicht notwendig, 60 °C sind ausreichend. Die meisten Waschmittel haben aufgrund ihrer starken Detergenzienwirkung einen Bakterien tötenden Effekt, außerdem wird die Wäsche so häufig gespült, dass allein schon der Verdünnungseffekt in den meisten Fällen ausreicht, die Keimzahl in der Wäsche so weit zu reduzieren, dass kein infektiöses Inokulum mehr übrig bleibt. Kontaminierte Praxiswäsche und Schutzkittel sollten von einer zertifizierten Wäscherei aufbereitet werden.

17.7   Unnötige Desinfektionsmaßnahmen

Frage: Fast jeden Monat kommen ein oder zwei Vertreter in meine Praxis, um mir natürlich ausschließlich mit ihren Präparaten bestückte Hygienepläne für die ärztliche Praxis anzubieten. Muss ich in meiner Praxis tatsächlich einen solchen Hygieneplan haben und muss ich tatsächlich, wie es in den meisten dieser

Hygienepläne steht, die Toiletten, den Fußboden, das Waschbecken usw. desinfizieren?

Antwort: Ja, Sie müssen einen Hygieneplan haben, und nein, Sie müssen sicher niemals routinemäßig Toiletten, Fußböden oder Waschbecken desinfizieren. Für die genannten Flächen genügt ein umweltfreundlicher Haushaltsreiniger. Allerdings sollten Flächen mit häufigem Hand-/Hautkontakt laut RKI desinfiziert werden. Flächen, die mit potenziell infektösem Material kontaminiert sind, müssen selbstverständlich gezielt desinfiziert werden (Desinfektionsplan, S. 228).

17.8 Desinfektion von Einmalhandschuhen

Frage: In meiner Praxis verbrauchen wir – meine Arzthelferinnen und ich – täglich gut und gerne zwischen 50 und 70 Paar Einmalhandschuhe. Das ist natürlich ein enormer Kostenfaktor. Nun habe ich gehört, dass man Einmalhandschuhe gut desinfizieren kann. Stimmt das? Und ist das erlaubt?

Antwort: Grundsätzlich empfehlen wir, Einmalhandschuhe sowohl zwischen Tätigkeiten an verschiedenen Patienten, als auch zwischen Tätigkeiten unterschiedlicher Kontaminationsgrade beim gleichen Patienten zu wechseln. In speziellen Fällen, in denen ein häufiger Handschuhwechsel erforderlich, aber erfahrungsgemäß schwer realisierbar ist, da er zu einer Unterbrechung des Arbeitsflusses führt, können behandschuhte Hände desinfiziert werden. Dieses Vorgehen ist nur akzeptabel, wenn:

- geeignetes Handschuhmaterial verwendet wird
- die Handschuhe nur für ein und denselben Patienten verwendet werden

- die Handschuhe nach Beendigung der Tätigkeit am Patienten abgelegt werden
- ein Wechsel nach max. 5 Desinfektionen erfolgt
- Bei sichtbarer Verschmutzung der Handschuhe immer ein Wechsel erfolgt.

17.9 Wasserfilter und Luftreiniger?

Frage: Von meinen Patienten werde ich immer wieder gefragt, ob Haushaltswasserfilter sinnvoll sind und insbesondere die Qualität von Leitungswasser verbessern. In letzter Zeit erhalte ich auch zunehmend Werbung, so genannte Luftreinigungsgeräte meinen Patienten mit chronischen Lungenerkrankungen und insbesondere Pollenallergie zu verordnen.

Antwort: Die Qualität des deutschen Leitungswassers ist die beste in der ganzen Welt. Es gibt kein Lebensmittel, das so intensiv, sorgfältig und häufig überwacht wird wie Leitungswasser. Die Furcht vor Leitungswasser ist vollkommen unbegründet, sie wird natürlich von einer interessierten Industrie gefördert, u. a. auch von den Mineralwasserherstellern. Das Institut für Boden-, Wasser- und Lufthygiene, früher Bundesgesundheitsamt, jetzt Teil des Umweltbundesamtes, sämtliche Verbraucherschutzorganisationen und die Stiftung Warentest sind sich darin einig, dass Haushaltswasserfilter überflüssig sind. Ganz im Gegenteil. Durch die meisten Wasserfilter wird die hygienische Qualität des Trinkwassers erheblich verschlechtert. Ebenso wenig zu empfehlen sind so genannte Luftreinigungsgeräte. Sie versprechen zwar, 100 % der Pollen aus der Luft zu entfernen, diese Behauptung ist jedoch wissenschaftlich nicht belegt. Die Untersuchungen mit diesem Gerät wurden außerdem unter Versuchsbedingungen durchgeführt, die denen eines Aufenthaltsraums oder Schlafzimmers für einen Allergiker überhaupt nicht entsprechen. Keines der bisher auf dem Markt befindlichen Luftreinigungsgeräte ist aus umwelt-medizinischen oder umwelthygienischen Gründen zu empfehlen.

17.10 Technik des Verbandwechsel

Frage: Manche meiner Patienten, die von einem ambulanten Pflegedienst versorgt werden, haben sezernierende Wunden, meist Ulzera auf dem Boden einer arteriellen Verschlusskrankheit, eines Diabetes mellitus oder einer chronischen venösen Insuffizienz. Neben Fragen nach einer adäquaten Therapie (Einsatz von Lokalantibiotika?) werde ich auch immer wieder nach der Häufigkeit und der korrekten Technik eines Verbandwechsels gefragt. Welche Empfehlungen kann ich geben?

Antwort: Auf den von Ihnen beschriebenen sezernierenden Wunden finden sich im Allgemeinen die Mikroorganismen der Umgebung (z. B. S. aureus, Ps. aeruginosa, Streptokokken, Anaerobier). Diese werden am wirksamsten bekämpft, wenn die Blutzirkulation so gut wie möglich wiederhergestellt bzw. so wenig wie möglich behindert wird (u. a. durch richtig sitzende [Kompressions]Verbände). Lokalantibiotika sind kontraindiziert, weil die Patienten eine ungewöhnlich hohe Sensibilisierungsquote haben.

Die Wunden selbst erfordern einen regelrechten Wundverband, der *nach Bedarf* gewechselt werden sollte. Dabei sollte unbedingt verhindert werden, dass ein Patient einen durchnässten Verband trägt, da dadurch zum einen sein Umfeld und zum anderen seine Wunde durch exogene Erreger kontaminiert werden kann. Ein festes Intervall für den Verbandwechsel gibt es also nicht. Ein Verband sollte immer dann gewechselt werden – und dies gilt grundsätzlich für alle Verbände – wenn er feucht, schmutzig oder lose ist.

Wir empfehlen beim Verbandwechsel derartiger Wunden folgende hygienische Maßnahmen:

- Händedesinfektion (30 s)
- bei ausgedehnten infizierten Wunden Schutzkittel oder Schürze anziehen, wenn eine Kontamination der Vorderfront oder der Arme vorhersehbar ist
- Verband mit Einmalhandschuhen (unsteril) vorsichtig entfernen und beides sofort entsorgen
- Händedesinfektion
- Einmalhandschuhe anziehen und Wunde säubern und ggf. mit antiseptischen Dermatologika behandeln
- anschließend Handschuhe ausziehen und entsorgen
- abschließende Händedesinfektion

Es sollte beim Verbandwechsel möglichst zu zweit und bei allen Wunden stets mit der sog. No-Touch-Technik gearbeitet werden, sodass sterile Handschuhe (u. a. eine Kostenfrage) in der Regel nicht erforderlich sind.

17.11 Atem- und Inhalationstherapie im häuslichen Bereich

Frage: Welche Anforderungen – unter dem Gesichtspunkt der Hygiene – sind an Geräte der Atem- und Inhalationstherapie im häuslichen Bereich zu stellen?

Antwort: Die Geräte zur Atem- und Inhalationstherapie für den häuslichen Bereich müssen einfach zu bedienen sein. Ihre wasserführenden Teile müssen leicht zu reinigen und zu desinfizieren sein, wobei für den Haushalt keine chemische (bei Raumtemperatur), sondern nur eine thermische Desinfektion in Frage kommt, sodass die Geräte oder deren Teile bei häufiger Anwendung von Temperaturen bis 65 °C keinen Schaden nehmen dürfen. Für die Wiederaufbereitung der wasserführenden Teile der Geräte ist beispielsweise das 65 °C-Langzeitprogramm von Haushaltsgeschirrspülmaschinen ausreichend. Die wasserführenden Teile müssen außerdem so konstruiert sein, dass sie nach der thermischen Wiederaufbereitung manuell leicht getrocknet werden können, sofern noch Restflüssigkeit verbleibt. Die Aufbewahrung muss unbedingt trocken und staubfrei erfolgen.

Die zur Atem- und Inhalationstherapie verwendete Flüssigkeit muss frei von vegetativen (lebenden) Keimen sein, die Atemweginfektionen hervorrufen können. Zu diesem Zweck kann entweder steriles Wasser verwendet werden oder Wasser, das durch 3- bis 5-minütiges Abkochen frei von vegetativen Keimen gemacht wurde. Dabei kann immer die kostengünstigste Variante gewählt werden.

Geräte, die eine spezielle Patientenschulung benötigen, sollten nicht eingesetzt werden, weil erfahrungsgemäß trotz Patientenschulung bei der Wiederaufbereitung im Haushalt zahlreiche hygienische Fehler gemacht werden. Die Bedienungsanleitung muss leicht verständlich sein und klare Anweisungen enthalten, wie das Gerät im Haushalt thermisch aufzubereiten ist und anschließend aufbewahrt werden muss. Von einer chemischen Desinfektion im Haushalt wird aus infektionshygienischen und ökologischen Gründen abgeraten.

17.12 Umgang mit Magensonden und Sondennahrung im häuslichen Bereich

Frage: Im Rahmen der hausärztlichen Betreuung von Patienten, die aus den verschiedensten Gründen künstlich ernährt werden müssen, werde ich von ambulanten Pflegediensten immer wieder nach Regeln im Umgang mit Magensonden, perkutaner endoskopischer Gastrostomie (PEG) und Sondennahrung gefragt. Welche Vorgaben müssen von hygienischer Seite eingehalten werden, um das Infektionsrisiko für den Patienten zu minimieren?

Antwort: Bei der enteralen Ernährung ergeben sich aus verschiedenen Gründen hohe Ansprüche an die Hygiene, um Infektionen zu vermeiden. *Lokale* Infektionen müssen beim Legen und bei der Pflege von Ernährungssonden (Nasensonde/perkutane Ernährungssonde) verhindert werden. Ferner stellt Sondennahrung ein hervorragendes Nährmedium für Bakterien und Pilze dar; daher muss die *Kontamination der Sondennahrung* bei der Herstellung und Applikation vermieden werden. Es kommt hinzu, dass die natürliche Barriere des sauren Magen-pH eingeschränkt sein kann (Säureblocker, Zustand nach Magenresektion, schnelle Passage der Sondenkost durch den Magen etc.).

Für die Pflege der *transnasalen Sonde* müssen folgende Dinge beachtet werden:

- hygienische Händedesinfektion (mindestens 30 s)
- Materialien (Seife, sauberer Waschlappen, Wattestäbchen oder Zellstofftuch, Nasensalbe, Pflaster, Schere) vorbereiten
- altes Pflaster entfernen
- Haut und Magensonde mit warmem Wasser und Seife reinigen und abtrocknen
- Naseneingang mit Wattestäbchen oder Zellstofftuch und warmem Wasser reinigen
- anschließend neues Pflaster fixieren (hautfreundliches Pflaster verwenden, nicht immer an derselben Stelle anbringen)
- Nasenflügel innen und außen mit fetthaltiger Nasensalbe pflegen

Der Verbandswechsel der *PEG-Sonde* sollte bis zur Abheilung der Einstichstelle nach ca. 7–10 Tagen täglich durchgeführt werden, danach alle 2–3 Tage oder bei Bedarf (z. B. Verschmutzung). Das Vorgehen sieht dabei folgendermaßen aus:

- hygienische Händedesinfektion (mindestens 30 s)
- Materialien (Hautdesinfektionsmittel, Mulltupfer, sterile Schlitzkompresse, Schere, Pflaster) vorrichten
- alten Verband vorsichtig entfernen
- Wischdesinfektion (großzügig um die Einstichstelle) mit sterilem Tupfer durchführen
- Schlitzkompresse um Sonde legen
- Pflasterverband anlegen
- Die Einstichstelle sollte täglich auf Zeichen einer Entzündung kontrolliert werden. Transparente Pflaster erlauben eine Wundkontrolle ohne Berührung.

Im Hinblick auf die *Sondenkostnahrung* ist folgendes zu beachten:

Aus hygienischer Sicht ist die industriell hergestellte Sondennahrung in Fertigbeuteln oder Flaschen gegenüber der Pulvernahrung zu favorisieren, da sie nach Herstellung erhitzt wird und somit steril ist. Demgegenüber wurden im Pulver in mehreren Untersuchungen Bakterien nachgewiesen.

Die Verabreichung von Sondenkost über eine Blasenspritze sollte weitestgehend vermieden werden, da sie mit der höchsten Kontaminationsgefahr verbunden ist. Wird dennoch eine Spritze verwendet, so sollte sie nach jedem Gebrauch zumindest in der Geschirrspülmaschine aufbereitet werden.

Sterile Sondennahrung in Fertigbeuteln oder Flaschen mit Flaschenadapter-System können max. 24 h hängen bleiben. Der leere Behälter und das Überleitungssystem werden gleichzeitig entsorgt. Ob eine längere Hängezeit des Überleitungssystems (bis 72 h) möglich ist, ist bislang noch nicht untersucht. Theoretische Überlegungen und Analogieschlüsse (Wechsel von Systemen in der i. v.-Therapie) sprechen eher für die Möglichkeit einer Ausweitung des Wechselintervalls auf über 24 h.

Sterile Sondennahrung, die nicht unmittelbar nach dem Öffnen an das Überleitungssystem angeschlossen wird (z. B. Flaschennahrung, die in Nahrungsbeutel umgefüllt wird) bzw.

nicht-sterile Sondennahrung muss über max. 8 h verabreicht werden. Angebrochene Sondenkostbehälter können – mit Datum und der Uhrzeit versehen – im Kühlschrank bei ≤4 °C max. 24 h aufbewahrt werden. Solange mehrmals täglich nur kleine Mengen Sondennahrung gegeben werden (z. B. in der Aufbauphase) sollte das Sondensystem möglichst nicht diskonnektiert werden. Darüber hinaus sollte mit abgekochtem Wasser oder Tee nachgespült werden. Bei kurzfristiger Unterbrechung bzw. nach Beenden der Nahrungszufuhr werden die Anschlussstellen des Überleitungssystems und der Magensonde mit einer sauberen, trockenen Verschlusskappe geschützt.

17.13 Hautdesinfektion vor Insulininjektion?

Frage: Muss in der Praxis und in der häuslichen Pflege generell eine Hautdesinfektion vor Insulininjektion vorgenommen werden?

Antwort: Aus hygienischen Gründen nein, aus forensischen Gründen ja. Wenn Sie vor Insulininjektionen keine Hautdesinfektion vornehmen und es kommt zu einer infektiösen Komplikation, z. B. Spritzenabszess, sind Sie dran! Wenn Sie also selbst bei Ihren Patienten eine Insulininjektion durchführen, sollten Sie vorher eine Hautdesinfektion machen, wobei die Mindesteinwirkungszeit 30 s beträgt. Wenn Ihr Patient eine Insulininjektion vornimmt, muss er keine Hautdesinfektion machen, denn er verwendet seine eigene Spritze, ggf. sogar seine eigene Nadel, und das Risiko einer Infektion bei Selbstinjektion ist kleiner als 1:20000.

17.14 Vorrichten von Medikamenten

Frage: Meine Arzthelferinnen richten manchmal Infusionen (z. B. mit Vitaminen, aber auch Antibiotika), abends bevor sie nach Hause gehen für den nächsten Morgen, da die Infusionspatienten als erste einbestellt werden. Auch angebrochene Heparin- und Insulinampullen/Mehrdosisbehälter werden im Kühlschrank aufbewahrt (beschriftet). Dürfen wir das so machen?

Antwort: Intravenös zu verabreichende Medikamente sollten so kurz wie möglich vor deren Applikation aufgezogen werden, d. h. maximal eine Stunde vorher. Das routinemäßige Vorrichten von Medikamenten und Infusionen am Vorabend, selbst wenn diese ordnungsgemäß gekühlt mit Datum und Uhrzeit versehen innerhalb von 24 h verabreicht werden, entspricht *nicht* unseren Empfehlungen. Auch bei Notfallmedikamenten sollte zunächst überprüft werden, ob sie nicht steril verpackt bereitgehalten werden können. Selbstverständlich bleibt davon die medizinisch indizierte Bereithaltung von Notfallmedikamenten bei kardio-pulmonal instabilen und vital gefährdeten Patienten unberührt (Katecholamine, Notfallsektio-Set). In diesen Fällen ist bei der Abwägung zwischen zeitgerechter Notfallversorgung und maximaler hygienischer Sicherheit die Schnelligkeit bei der Notfallversorgung entscheidend.

Aufgezogene Spritzen müssen grundsätzlich mit einem sterilen Stöpsel oder einer frischen Kanüle verschlossen werden.

17.15 Blasendauerkatheter

Frage: Viele der von mir betreuten Patienten in einem Altersheim haben einen transurethralen Dauerkatheter. Fast jeder bekommt über kurz oder lang einen Harnweginfekt. Kann ich dies in manchen Fällen verhindern, z. B. durch häufigeren Wechsel des Katheters?

Antwort: Eine Bakteriurie und in ihrem Gefolge einen Harnweginfekt kann man bei Patienten, die über einen langen Zeitraum (über 30 Tage) einen Blasendauerkatheter haben, nicht 100 %ig verhindern. Man kann aber trotzdem das Risiko und damit die Anzahl der Episoden verringern. Allerdings nicht mit einem fixen Katheterwechselintervall. Ein Blasenkatheter sollte so lange liegen bleiben, wie er funktionstüchtig ist, und erst gewechselt werden, wenn er verstopft ist bzw. immer wieder obstruiert, sodass Spülungen notwendig werden (dies alles natürlich unter der Voraussetzung, dass ein Blasendauerkatheter überhaupt notwendig ist, denn die effektivste Art, eine katheterassoziierte Harnweginfektion zu verhindern, ist, keinen Katheter zu legen). Die Lebensdauer eines Blasenkatheters kann durchaus 4–6 Wochen betragen. Gerade bei langzeitkatheterisierten Patienten bietet es sich an, Silikonkatheter zu verwenden; diese sind zwar teuer, neigen aber weniger zu Inkrustierungen; auch Urethrastrikturen (bei Männern) sind seltener als bei Latexkathetern. Ansonsten sind die wichtigsten Maßnahmen zur Prävention einer Harnweginfektion bei den von Ihnen genannten Patienten die folgenden (in Stichworten):

- Händedesinfektion (mindestens 30 s lang) vor und nach jeder Manipulation am Katheter
- unnötige Manipulationen am Kathetersystem vermeiden
- Benutzung von geschlossenen Drainagesystemen, die nie diskonnektiert werden dürfen (bei versehentlicher Diskonnektion: Desinfektion der Konnektionsstelle und Wechsel des Drainagebeutels)
- Meatuspflege im Rahmen der täglichen Körperpflege nur bei Verschmutzung und dann nur mit Wasser und Seife (d. h. keine antimikrobiellen Waschlotionen oder ähnliches)
- Blasenspülungen sind kontraindiziert (einzige Ausnahme ist die drohende Obstruktion eines Katheters; dann sollte man allerdings nur mit steriler Kochsalzlösung spülen, also nicht mit Antiseptika; verstopft der Katheter immer wieder, sollte er gewechselt werden)

- keine Antibiotikaprophylaxe (Resistenzentwicklung!)
- Antibiotika oder Antiseptika sollten nicht in den Drainagebeutel gegeben werden.

17.16 MRSA in Alten- und Pflegeheimen

Frage: Ich betreue viele Patienten in mehreren Alten- bzw. Pflegeheimen. Immer öfter kommt es vor, dass Heimbewohner nach längeren Krankenhausaufenthalten mit dem „Befund: MRSA" zurück ins Heim kommen. Das Altenpflegepersonal ist mittlerweile verunsichert. Wie gefährlich sind denn diese Keime? Welche Gefahr besteht für das Personal? Welche für die Heimbewohner?

Antwort: Als Erstes ist zu sagen, dass methicillin (= oxacillin) resistente S. aureus (MRSA) nicht virulenter sind als andere S.-aureus-Stämme. Die Gefahr, die von ihnen ausgeht, beruht also nicht auf besonderen Virulenzfaktoren, sondern in der Tatsache der multiplen Resistenzen, die Auswahl noch wirksamer Antibiotika stark einschränkt. Damit ist die Frage nach den Risiken für das Personal in der Pflege MRSA-kolonisierter oder -infizierter Patienten beantwortet: Die Gefahr liegt darin, dass das *Personal als Überträger* für MRSA fungiert. Gefahr für die Gesundheit besteht bei schwer kranken, multimorbiden Patienten, besonders für diejenigen, die offene Hautläsionen, wie z. B. Ulcera oder Decubiti aufweisen oder an denen zusätzlich invasive Maßnahmen vorgenommen wurden/werden (Harnwegkatheter, Magensonden etc.), da diese Personengruppe ein erhöhtes Risiko für eine systemische Infektion mit MRSA hat.

Was also ist zu tun, wenn ein Heimbewohner mit MRSA besiedelt ist? Zunächst einmal muss man sich dessen bewusst sein, dass Übertragungen fast ausschließlich über die Hände (des Personals) stattfinden. Eine gründliche Händedesinfektion vor und nach der Pflege jedes Bewohners ist die erste und wichtigste Hygienemaßnahme. Darüber hinaus ist es notwendig, sich über die MRSA-Besiedelung eines Bewohners einen Überblick zu verschaffen (d. h. Abstriche aus dem Nasenvorhof, dem Rachen, des Perineums und aller Hautläsionen). Liegt eine Besiedelung der Nase vor, besteht die Chance, den Keim mittels Mupirocinsalbe 3x täglich für 5 Tage zu eradizieren (Mupirocin ist ein Lokalantibiotikum, das 3-mal täglich für 5 Tage auf die Haut/Schleimhaut des Nasenvorhofs appliziert wird). Allerdings sollte man Mupirocin wirklich nur in der Nase anwenden, nicht beispielsweise auf Hautläsionen. Auf Grund der Resitenzzunahme kommen immer häufiger auch Antiseptica zum Einsatz, beispielsweise Octenidin- oder PVP-Jod-haltige Nasensalbe. Parallel dazu sollte über 5 Tage täglich eine Ganzkörperwaschung mit octenidinhaltiger Lösung (Verdünnung 1:1), Octenidin-Seife oder Chlorhexidin-Seife unter Einbeziehung der Haare erfolgen, um Hautbesiedlungen mit MRSA zu beseitigen und eine Rekontamination der Nase zu vermeiden. Bei Besiedlung des Rachens kann die zusätzliche Verwendung einer Octenidin-haltigen Rachenspüllösung 3x täglich für 5 Tage von Vorteil sein. Auch ein täglicher Wäschewechsel und die Desinfektion der Utensilien (Zahnbürste, Haarbürste, Zahnbecher, Gebiss usw.) vermindern das Risiko der erneuten Besiedlung. Die Unterbringung des Patienten kann je nach Risikoabwägung auch zusammen mit einem Mitbewohner erfolgen, es sei denn, dieser weist ein erhöhtes Akquisitionsrisiko auf, z. B. aufgrund offener Hautläsionen oder Dauerkatheter/Sonden. Hat der besiedelte Patient allerdings ein Tracheostoma, sollte er auf Grund der erhöhten Erregerfreisetzung ein Einzelzimmer erhalten. Trotz Eradikationsmaßnahmen kann die Kolonisierung eines Bewohners mit MRSA u. U. mehrere Wochen, Monate oder sogar Jahre dauern. In vielen Fällen wird es schlicht einfach nicht gelingen, den Keim zu eradizieren. Neben der strikten Einhaltung der Händedesinfektion sind deshalb weitere wichtige hygienische Maßnahmen die folgenden (in Stichworten):

- Einmalhandschuhe bei Patientenkontakt, Kontakt mit erregerhaltigem Material oder der Patientenumgebung.
- Schutzkittel patientenbezogen bei Pflegetätigkeiten, die eine Kontamination der Vorderfront erwarten lassen (Schutzkittel täglich und bei Verschmutzung wechseln)
- Offene besiedelte Wunden müssen sauber verbunden sein
- Eine Händedesinfektion muss nicht nur nach jedem (kolonisierten) Bewohner durchgeführt werden, sondern auch nach jeder Manipulation an einer kolonisierten/infizierten Körperstelle, bevor weitere Tätigkeiten am selben Bewohner vorgenommen werden
- Der Bettwäschewechsel sollte 2-mal wöchentlich erfolgen sowie bei Bedarf (möglichst vorsichtig, damit es nicht zu einem unnötigen Verstreuen von evtl. besiedelten Hautschuppen kommt).
- Wäscheabwurf im Zimmer (allerdings keine speziellen Waschverfahren für die Wäsche)
- Sämtlicher Müll wird normal im Hausmüll entsorgt
- Besucher benötigen keine Schutzkittel oder Handschuhe, sollen aber über die Notwendigkeit der Händedesinfektion aufgeklärt werden
- Bei Bewohnern, die eine Pneumonie mit MRSA und einen produktiven Husten oder ein Tracheostoma haben ist es sinnvoll, bei Pflegetätigkeiten mit engem körperlichen Kontakt einen Mund-Nasenschutz zu tragen
- Täglich sollten die Flächen in der unmittelbaren Umgebung des kolonisierten/infizierten Bewohners desinfiziert werden
- Die Isolierungsmaßnahmen können aufgehoben werden, wenn drei negative Abstrichserien der Nase und der zuvor positiven Körperregionen, die im Abstand von 24 h entnommen wurden, vorliegen. Die erste Abstrichserie sollte frühestens 48 h nach Beendigung der Dekolonisierung mit Mupirocin begonnen werden.

17.17 Mobile Bewohner können das Zimmer verlassen, wenn die Händehygiene sichergestellt ist, Hautläsionen und Tracheostoma verbunden bzw. abgedeckt werden und ein geschlossenes Blasendauerkatheter-System vorliegt. Ambulantes Operieren

Frage: Ich möchte als niedergelassener Allgemeinchirurg ambulant operieren (in der Hauptsache Hernien-OPs, Appendektomien, Cholezystektomien und andere kleinere bauchchirurgische Eingriffe). Welche Anforderungen werden an die Einrichtung einer ambulanten Operationseinheit gestellt? Muss ich beispielsweise eine raumlufttechnische (RLT-)Anlage installieren lassen?

Antwort: RLT-Anlagen senken zwar die Bakterienkonzentration in der Luft, aber für die postoperative Wundinfektionsrate ist dies zweitrangig, denn nosokomiale Erreger werden so gut wie nie auf dem Luftweg übertragen. Deshalb können Operationen mit geringen Risiko für eine postoperative Wundinfektion in einem Raum ohne RLT-Anlage durchgeführt werden (KRINKO 2018). Ein geringes Infektionsrisiko ist z. B. gegeben bei kleinen Eingriffen an der Haut/Subkutis, am Auge, in der Mund-, Kiefer-, Stirnhöhle, Endoskopien von Körperhöhlen, Abszesseröffnung sowie für die interventionellen radiologischen und kardiologischen Eingriffe. Für die von Ihnen geplante ambulante Operationseinheit, als niedergelassener Allgemeinchirurg mit dem genannten Operationsspektrum ist eine RLT-Anlage zur Reduktion der Luftkeimzahl nach DIN 1946 Teil 4 mit endständigem Schwebstofffilter allerdings erforderlich.

Die Belüftung der angrenzenden Räume (OP-Flur, Waschraum etc.) kann durch Überströmen erfolgen. Räume, die über eine Fensterfront verfügen, können in der Regel auch über eine Fensterlüftung belüftet werden, sofern vor dem Fenster keine Möglichkeiten für starke Staubaufwirbelungen gegeben sind und die Fenster mit feinmaschigen Insektenschutzgittern ausgestattet werden. Wichtig ist darauf zu achten, dass Räume, die klimatisiert werden, nicht gleichzeitig ein offenes Fenster haben. Innen liegende Räume wie z. B. Toiletten müssen über eine Zwangsentlüftung verfügen.

Für die Infektionsprävention ist von entscheidender Bedeutung, dass diszipliniert gearbeitet wird und die Standardhygienemaßnahmen strikt eingehalten werden. Alle Funktionsräume müssen mit Möglichkeiten zum Händewaschen und zur Händedesinfektion ausgestattet sein.

Die Deutsche Krankenhausgesellschaft e. V. (DKG) hat einen aktualisierten Katalog „ambulante Operationen" nach § 115b SGB V (14.02.2018) erarbeitet und die Eingriffe der einzelnen operativ tätigen Fachdisziplinen in Kategorien eingeteilt, wobei die DKG-Kategorie I alle Eingriffe enthält, die in der Regel ambulant erbringbar sind.

17.18 Impfungen für medizinisches Personal

Frage: Immer wieder kommen Mitarbeiter einer großen nahe gelegenen Klinik in meine Praxis, um sich z. B. gegen Hepatitis B oder Grippe impfen zu lassen. Dann müssen sie aber die Impfung selbst bezahlen und nicht der Arbeitgeber. Wie ist die rechtliche Situation?

Antwort: Impfungen gehören zu den wirksamsten und wichtigsten präventiven Maßnahmen in der Medizin. Gerade im Krankenhaus, wo die verschiedensten Infektionskrankheiten auf engem Raum auftreten können, spielen sie eine besondere Rolle.

Das unmittelbare Ziel einer Impfung ist es, den Geimpften vor einer Krankheit zu schützen oder deren Verlauf günstig zu beeinflussen.

Im Krankenhaus können Risikobereiche definiert werden, in denen entweder das Personal einem erhöhten Infektionsrisiko gegenüber bestimmten Krankheiten ausgesetzt ist (z. B. Pädiatrie, Infektionsmedizin) oder in denen Patienten besonders gefährdet sind (z. B. Onkologie, Geburtshilfe).

Zur rechtlichen Situation: In Deutschland besteht keine Impfpflicht. Laut Infektionsschutzgesetz sollen die obersten Gesundheitsbehörden der Länder wichtige Impfungen öffentlich empfehlen (Infektionsschutzgesetz [IfSG] § 20 Abs. 3). Dies geschieht auf der Grundlage der Empfehlungen der Ständigen Impfkommission am Robert-Koch-Institut (STIKO), welche regelmäßig aktualisiert werden. Bei durch öffentlich empfohlene Impfungen hervorgerufenen Impfschäden erfolgt eine Versorgung durch die Bundesländer.

So genannte Indikationsimpfungen für medizinisches Personal sind Impfungen aufgrund eines erhöhten beruflichen Risikos. Die Empfehlungen hierzu erfolgen aufgrund einer Gefährdungsbeurteilung entsprechend der Biostoffverordnung und dem berufsgenossenschaftlichen Behandlungsgrundsatz sowie aus hygienischen Gründen. Die Impfungen dienen also einerseits dem Personalschutz, andererseits aber auch dem Schutz der Patienten (z. B. Übertragung von Hepatitis B durch einen HBV-positiven Chirurgen oder Influenza bei immunsupprimierten Patienten).

Der Arbeitgeber ist verpflichtet, die empfohlenen Indikationsimpfungen seinen Mitarbeitern aktiv anzubieten und die Kosten dafür zu übernehmen. Dies wird in der Biostoffverordnung, welche einen rechtsverbindlichen Charakter hat, explizit gefordert (BioStoffV § 15 Abs. 4).

Es ist Aufgabe des Betriebsarztes, den Impfstatus jedes Mitarbeiters zu evaluieren, die je nach Beschäftigungsbereich notwendigen Impfungen zu empfehlen und durchzuführen, gegebenenfalls den Impferfolg zu kontrollieren und zu dokumentieren sowie auf eine rechtzeitige Auffrischung einzelner Impfungen zu achten.

Da insbesondere bei den Kinderkrankheiten (Masern, Mumps, Röteln, Varizellen) die Erhebung des Immunstatus aufgrund der Krankengeschichte oder des Alters recht unzuverlässig ist, sollte das Personal serologisch gescreent werden, um empfängliche Mitarbeiter identifizieren und impfen zu können. Trotz der hohen Mobilität des Personals innerhalb des Krankenhauses erscheint es aus Praktikabilitätsgründen sinnvoll, diejenigen Mitarbeiter zu untersuchen, welche in den genannten Risikobereichen arbeiten.

Im Einzelnen werden von der STIKO folgende Impfungen für medizinisches Personal empfohlen (zusätzlich zu den Impfungen der Kategorie A [= Impfungen mit breiter Anwendung und erheblichem Wert für die Gesundheit der Bevölkerung]):

- *Hepatitis A:* für Personal (inkl. Küchen- und Reinigungspersonal) in der Pädiatrie und Infektionsmedizin
- *Hepatitis B:* für medizinisches und zahnmedizinisches Personal
- *Influenza:* medizinisches Personal
- *Masern, Mumps:* u. a. Personen in Einrichtungen der Pädiatrie
- *Pertussis:* Sofern in den letzten 10 Jahren keine Pertussis-Impfung stattgefunden hat, sollte Personal im Gesundheitsdienst sowie in Gemeinschaftseinrichtungen eine Dosis Pertussis-Impfstoff erhalten
- *Röteln:* Personen in Einrichtungen der Geburtshilfe sowie der Kinder- und Säuglingspflege
- *Varizellen:* medizinische Mitarbeiter der Bereiche Pädiatrie, pädiatrische Onkologie, Schwangerenfürsorge, Betreuung von Immundefizienten.

Hygiene in der ärztlichen Praxis

© Springer-Verlag Berlin Heidelberg 2019
U. Frank, *Antibiotika in der Praxis 2019 – 2020,* 1x1 der Therapie,
https://doi.org/10.1007/978-3-642-25627-1_18

18.1 Reinigungs- und Desinfektionsplan für die ärztliche Praxis

Reinigungs- und Desinfektionsplan für die ärztliche Praxis

Was	Wann
Händereinigung	Vor Arbeitsbeginn, nach Arbeitsende, bei sichtbarer Verschmutzung
Händedesinfektion Hygienisch	*Vor* und *nach* jeder Behandlung, *vor* aseptischen Tätigkeiten z. B. Injektionen, Blutentnahmen, Blasenkatheterlegen und – pflegen, Verbandswechsel, *nach* Kontakt mit kontaminiertem Material (bei grober Verschmutzung vorher Hände waschen) *nach* Ausziehen der Handschuhe
Händedesinfektion Chirurgisch	Vor operativen Eingriffen
Hautdesinfektion	Vor Punktionen, bei Verbandswechsel usw. vor chirurgischen Eingriffen, vor Gelenk-, Port- oder Lumbalpunktionen

Womit	Wie
Flüssigseife aus Spender	Hände waschen, mit Einmalhandtuch abtrocknen
Alkoholisches Händedesinfektionsmittel	Ausreichend Desinfektionsmittel in den Händen verreiben, bis die Hände trocken sind (30 s)
Alkoholisches Händedesinfektionsmittel	Nach dem Waschen auf Händen und Unterarmen einreiben (Einwirkzeit nach Herstellerangaben)
Alkoholisches Hautdesinfektionsmittel	Sprühen – wischen – sprühen und einwirken lassen; Dauer: 30 s
Alkoholisches Hautdesinfektionsmittel mit remanent wirksamen Zusatz z. B. Octenidin + Alkohol, Chlorhexidin + Alkohol, PVP-Jod + Alkohol	Mit sterilen Tupfern mehrmals auftragen und von innen nach außen verreiben; Einwirkzeit nach Herstellerangaben

Was	Wann
Schleimhautdesinfektion	Z. B. vor Blasenkatheterlegen
Instrumente/ Inhalationszubehör	Nach Gebrauch
Verbandswagen	1-mal tägl. und nach Kontamination
Blutdruckmanschette, Stauschlauch, Stethoskop	Nach Patientenkontakt und nach Kontamination (vor allem mit Blut)
Thermometer	Nach Gebrauch
Mobiliar, Geräte usw.	1-mal täglich nach Kontakt mit infektiösem Material z. B. Blut, Stuhl, etc.
Untersuchungsliege	1-mal täglich nach Kontamination mit infektiösem Material
Wäsche, Schutzkleidung	Nach Gebrauch
Waschbecken	1-mal täglich
Toiletten	1-mal täglich
Fußboden	1-mal täglich unmittelbar nach Kontamination mit infektiösem Material
Abfall (nur bei Verletzungsgefahr, z. B. Skalpelle, Kanülen)	Direkt nach Gebrauch bei Kanülen kein Recapping

Womit	Wie
Octenidin (ohne Alkohol)	Unverdünnt auftragen, Dauer mind. 1 min
Je nach Medizinprodukt meist automatisches Aufbereiten im Reinigungs- und Desinfektionsgerät	Anschließend ggf. autoklavieren
Flächendesinfektionsmittel	Wischdesinfektion
Alkohol 60–70 %	Wischdesinfektion
Alkohol 60–70 %	Wischdesinfektion
Umweltfreundlicher Allzweckreiniger Flächendesinfektionsmittel	Mit frischem Tuch abwischen Wischdesinfektion
Umweltfreundlicher Allzweckreiniger Flächendesinfektionsmittel	Mit frischen Tuch abwischen Wischdesinfektion
Waschmaschine	60 °C
Umweltfreundlicher Allzweckreiniger	Gründlich reinigen
Umweltfreundlicher Allzweckreiniger	Gründlich reinigen
Umweltfreundlicher Allzweckreiniger Alkohol 60–70 % Flächendesinfektionsmittel	Praxisübliches Reinigungssystem Desinfektionsmittelgetränktes Einmaltuch, Handschuhe
Leer gewordene, durchstichsichere, fest verschließbare Kunststoffbehälter	Behälter fest verschlossen in den Hausmüll geben

Anmerkungen
- Nach Kontamination mit potenziell infektiösem Material (z. B. Sekreten oder Exkreten) immer sofort gezielte Desinfektion der Fläche
- Beim Umgang mit Desinfektionsmitteln immer mit Haushaltshandschuhen arbeiten (Allergisierungspotenzial)
- Ansetzen der Desinfektionsmittellösung nur in kaltem Wasser (Vermeidung schleimhautreizender Dämpfe)
- Anwendungskonzentrationen beachten
- Einwirkzeiten von Instrumentendesinfektionsmitteln ein halten
- Standzeiten von Instrumentendesinfektionsmitteln nach Herstellerangaben (wenn Desinfektionsmittel mit Reiniger angesetzt wird, täglich wechseln)
- Zur Flächendesinfektion nicht sprühen, sondern wischen
- Nach Wischdesinfektion Benutzung der Flächen, sobald wieder trocken
- Benutzte, d. h. mit Blut etc. belastete Flächendesinfektionsmittellösung mindestens täglich wechseln
- Haltbarkeit einer unbenutzten dosierten Flächendesinfektionsmittellösung (z. B. 0,5 %) in einem verschlossenen (Vorrats-)Behälter (z. B. Spritzflasche) nach Herstellerangaben (meist 14–28 Tage)

18.2 Aufbereitung von starren Endoskopen

- Immer mit Handschuhen, Mund-Nasenschutz, Schutzkittel/Schürze, ggf. Schutzbrille arbeiten
- Die Aufbereitung starrer und flexibler Endoskope unterscheidet sich prinzipiell nicht wesentlich. Starre Endoskope weisen meist weniger Kanäle auf und sind deshalb einfacher zu reinigen.

Vorreinigung Nach der Untersuchung das Endoskop mit einem Tuch vom Lichtleiteranschluss zum distalen Ende reinigen bis keine Verunreinigung mehr erkennbar ist. Alle Kanäle mit Wasser oder Reinigungslösung durchsaugen. Geschlossen Aufbewahren oder Abdecken bis zur Aufbereitung.

Reinigung
- Endoskop nach Herstellerangaben in seine Einzelteile zerlegen. Abnehmbare Teile, wie z. B. Ventile in ein Ultraschallbad einlegen.
- Manuelle Dichtigkeitsprüfung durchführen.
- In Reinigungs- oder Desinfektionslösung einlegen (vom Hersteller empfohlenes Reinigungsmittel benutzen und Einwirkzeit einhalten) und alle Kanäle in der Flüssigkeit bürsten.
- Teile herausnehmen, unter Leitungswasser abspülen und visuell auf Sauberkeit prüfen. Känale mit Wasser spülen und Druckluft freiblasen. Anschließend kann manuell oder vorzugsweise maschinell desinfiziert werden.

Manuelle Desinfektion
- Endoskop vollständig in die Desinfektionslösung legen, Kanäle luftblasenfrei füllen. Nach der Einwirkzeit gründlich mit Aqua dest. spülen und abtrocknen.

Maschinelle Desinfektion
- Endoskop in das Reinigungs- und Desinfektionsgerät für Endoskope (RDG-E) einlegen, alle Kanäle an die Spülansätze anschließen und desinfizierend aufbereiten. Mit desinfizierten Händen entnehmen und mit med. Druckluft trocknen.

Nach der Desinfektion erfolgt eine Sichtkontrolle auf Verunreinigung oder Beschädigungen und eine Funktionsprüfung. Die Lagerung erfolgt staub- und kontaminationsfrei möglichst nicht länger als 14 Tage.

Sterilisation Bei Endoskopen zum Einsatz in physiologischerweise sterilen Körperhöhlen und bei Interventionen mit Durchtrennung von Haut oder anderen Geweben ist im Anschluss an die Desinfektion eine Sterilisation nötig. Gleiches gilt für Zusatzinstrumentarium, Lichtleitkabel und Insufflationsschlauch.

- Nach Herstellerangaben im Container autoklavieren
- Aufbewahrung im sterilisierten Behälter mit Deckel

18.3 Aufbereitung von flexiblen Endoskopen

- Immer mit Handschuhen, Mund-Nasenschutz, Schutzkittel/Schürze, ggf. Schutzbrille arbeiten

Dekontamination und Reinigung
- Sofort nach der Untersuchung den Außenmantel des Endoskopes mit Zellstoff säubern
- Alle Kanäle mit Wasser durchsaugen oder -spülen, danach:
- Außenmantel mit Reinigungslösung (lt. Herstellerangaben) abwaschen
- Instrumentier- u. Absaugkanal mit flexibler Bürste reinigen und mit der Reinigungslösung durchsaugen oder -spülen
- Mit weicher Bürste Distalende reinigen
- Luft-/Spülkanal über Trompetenventil mit Wasser frei spülen, ebenso Instrumentier-/Absaugkanal
- Alle Kanäle mit Druckluft oder einer Spritze freiblasen oder freisaugen
- Ventilgewinde mit Instrumentendesinfektionslösung und Stieltupfer auswischen
- Alle Ventile und Gummikappen in die Desinfektionslösung einlegen

- Schutzkappe am Distalende (falls vorhanden) entfernen und ebenso in Desinfektionslösung einlegen (oben)
- Ansatz von Druckluft und Wasserpistole ebenfalls in Instrumentendesinfektionsmittel einlegen

Desinfektion Nicht wasserdichte Endoskope:
- Einführungsteil bis 5 cm unterhalb des Bedienungskopfes in Instrumentendesinfektionsmittel hängen
- Alle Kanäle mit Desinfektionslösung füllen (mit Spezialadapter und Spritzen)
- Spritzen während der Desinfektion angeschlossen lassen oder Schlauch abklemmen (sonst Absinken des Flüssigkeitsspiegels)

Wasserdichte Endoskope
- Vollständig in Desinfektionslösung einlegen, Kanäle mit Spezialadapter und Spritzen füllen

Bereitstellung
- Außenmantel und alle Kanäle gründlich mit sterilem Aqua dest. von Desinfektionsmittellösung freispülen; wenn mit Leitungswasser gespült wird, hinterher mit Alkohol 60–70 % abreiben bzw. durchspülen
- Alle Kanäle mit Druckluft gründlich trocknen
- Außenmantel und Bedienungskopf mit 60–70 %igem Alkohol abreiben
- Ventile, Gummikappe und evtl. Schutzkappe trocken einsetzen

Aufbewahrung: staubfrei und trocken

Hilfsinstrumente   Sämtliches Endoskopiezubehör wie flexible Bürsten, Biopsiezangen, Diathermieschlingen usw. müssen sorgfältig gereinigt (z. B. im Ultraschallbad) und nachfolgend autoklaviert werden

Spritzen (die zur Desinfektion verwendet wurden)
- nach Programmende
    a) vorzugsweise thermisch desinfizieren oder
    b) zerlegt in die Instrumentendesinfektionslösung legen

Haltbarkeit der Instrumentendesinfektionslösung beim Hersteller erfragen.

Internetseiten

© Springer-Verlag Berlin Heidelberg 2019
U. Frank, *Antibiotika in der Praxis 2019 – 2020,* 1x1 der Therapie,
https://doi.org/10.1007/978-3-642-25627-1_19

(Stand Januar 2019)
Antibiotika-Resistenz-Surveillance (ARS) am Rober Koch-Institut
(RKI): ► https://ars.rki.de

Centers for Disease Control and Prevention (CDC), USA:
► http://www.cdc.gov/

European Antimicrobial Resistance Surveillance Network
(EARS-Net): ► www.ecdc.europa.eu

Liste der Nationalen Referenzzentren und Konsiliar-Laboratorien:
► http://www.rki.de/INFEKT/NRZ/NRZ.HTM

Paul-Ehrlich-Gesellschaft: ► http://www.p-e-g.de/

Robert Koch-Institut, Berlin: ► http://www.rki.de/

Serviceteil

© Springer-Verlag Berlin Heidelberg 2019
U. Frank, *Antibiotika in der Praxis 2019 – 2020*, 1x1 der Therapie,
https://doi.org/10.1007/978-3-642-25627-1

Stichwortverzeichnis

Ihr Bonus als Käufer dieses Buches

Als Käufer dieses Buches können Sie kostenlos das eBook zum Buch nutzen. Sie können es dauerhaft in Ihrem persönlichen, digitalen Bücherregal auf **springer.com** speichern oder auf Ihren PC/Tablet/ eReader downloaden.

Gehen Sie bitte wie folgt vor:

1. Gehen Sie zu **springer.com/shop** und suchen Sie das vorliegende Buch (am schnellsten über die Eingabe der eISBN).
2. Legen Sie es in den Warenkorb und klicken Sie dann auf: **zum Einkaufswagen / zur Kasse.**
3. Geben Sie den untenstehenden Coupon ein. In der Bestellübersicht wird damit das eBook mit 0 Euro ausgewiesen, ist also kostenlos für Sie.
4. Gehen Sie weiter **zur Kasse** und schließen den Vorgang ab.
5. Sie können das eBook nun downloaden und auf einem Gerät Ihrer Wahl lesen. Das eBook bleibt dauerhaft in Ihrem digitalen Bücherregal gespeichert.

EBOOK INSIDE

eISBN	978-3-642-25627-1
Ihr persönlicher Coupon	5QwNgRDf2XSQrF7

Sollte der Coupon fehlen oder nicht funktionieren, senden Sie uns bitte eine E-Mail mit dem Betreff:
eBook inside an **customerservice@springer.com**.